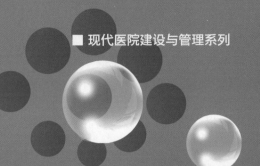

■ 现代医院建设与管理系列

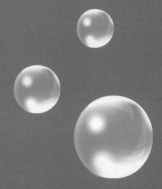

Operational Standards for
Property Management of Modern Hospitals

丛书主编◎陈　智　　张新跃　　朱　慧

现代医院
物业管理操作规范

主　编◎邵浙新

U0211244

ZHEJIANG UNIVERSITY PRESS
浙江大学出版社
·杭州·

图书在版编目(CIP)数据

现代医院物业管理操作规范 / 邵浙新主编；李娟，
王碧贤副主编. —杭州：浙江大学出版社，2024.8
ISBN 978-7-308-24255-4

Ⅰ.①现… Ⅱ.①邵…②李…③王… Ⅲ.①医院—
物业管理—规范 Ⅳ.①R197.32-65

中国国家版本馆 CIP 数据核字(2023)第 182650 号

现代医院物业管理操作规范

邵浙新　主编

策划编辑	张　鸽
责任编辑	张　鸽(zgzup@zju.edu.cn)
责任校对	季　峥
封面设计	续设计_黄晓意
出版发行	浙江大学出版社
	(杭州市天目山路 148 号　邮政编码 310007)
	(网址:http://www.zjupress.com)
排　　版	浙江大千时代文化传媒有限公司
印　　刷	浙江省邮电印刷股份有限公司
开　　本	710mm×1000mm　1/16
印　　张	10.75
字　　数	171 千
版 印 次	2024 年 8 月第 1 版　2024 年 8 月第 1 次印刷
书　　号	ISBN 978-7-308-24255-4
定　　价	68.00 元

前　言

兵马未动,粮草先行。医院后勤服务是医院运行发展中不可或缺的重要组成部分,是医疗、教学、科研工作顺利开展的重要保障。随着医疗卫生体制改革的全面深化和医院现代化进程不断加快,现代医院物业管理也从医院后勤中逐渐独立并发展壮大,成为关乎医疗服务质量的基础要素之一,对医院的高质量发展具有重要的推动作用。

放眼全球,不同地区医疗机构的物业管理水平仍存在较大差异。国外一些医院物业工作起步早,外部服务市场更加成熟,物业管理更为专业。相较而言,国内医院物业管理起步较晚。20世纪末,医院后勤社会化逐渐萌芽,以内部承包制为代表的物业管理模式初步呈现。经过二十余年发展,我国医院物业管理水平全面提升,迎来蓬勃发展。

2002年以来,随着医药卫生体制改革的深入推进,医院后勤社会化管理逐渐拉开序幕。医院物业也从单一的保洁服务,逐渐向工程管理、设施维护、中央运送、园林绿化、秩序管理、医废处理等领域延伸,内涵不断丰富。2015年,国务院强调"推进管办分开",医院后勤社会化管理模式进一步深化,物业管理逐渐向"大物业"阶段发展。经历疫情大考,医院物业服务的重要性得到进一步凸显,物业服务质量与临床医疗水平的关系更为密切。

当前,高质量发展已成为我国医疗卫生健康事业的主旋律。如何进一步转变管理模式、优化管理手段、提升服务效能,发展医院物业管理领域的新质生产力,是医院物业管理者面临的全新挑战。新时代,医院物业管理者要不断分析物业管理行业的发展现状,精准研判工作重点难点,探索科学专业的应对措施,不断提升物业服务质量,推进医院后勤事业现代化发展。在此背景下,《现代医院物业管理操作规范》应运而生。

本书以浙江大学医学院附属第一医院多年实践经验为基础,围绕医院环境、运送、会务、导诊、宿管、医疗废物处理、设施设备管理、园林绿化、技能培训、标准流程控制、应急管理等方面逐一展开论述，并通过现场调研、专家访谈、经验交流等方式，集思广益，研究探讨医院物业管理行业的新思路、新理念和新方法。本书内容全面翔实，辅以实践案例，为医院物业管理从业者提供科学、系统、实用的操作规范，希望能为广大读者提供更多的借鉴和启迪。

道阻且长，行则将至，行而不辍，未来可期。展望未来，医院物业管理的发展道路既充满挑战，也孕育着无限可能。我们也期待与业界同仁携手，紧跟时代步伐，勇于开拓创新，共同为我国医院物业管理事业的繁荣和人民群众的健康福祉贡献智慧和力量。

2024 年 8 月

目　录

第一章

环境服务质量管理

第一节　环境服务质量管理基本标准

 一、环境服务管理制度

- 医院环境包括门(急)诊、病房、医技、行政、机房、车库、外围等区域。
- 物业公司应当根据不同区域的人流量、开放时间、院感风险等特点制定不同的保洁和消毒流程。
- 物业公司应当合理安排能够胜任工作的保洁人员,并安排管理人员监督保洁、消毒工作的实施情况,保证环境整洁。
- 医院物业管理部门应当明确医院各区域环境保洁的基本要求。
- 医院物业管理部门应当不定期对医院各区域的环境进行抽查,若发现问题,及时与物业公司沟通,并监督整改情况。
- 医院物业管理部门应当建立监督考核机制,对物业公司的环境服务质量进行考核。

 二、医疗废物管理制度

- 废物按感染性、病理性、损伤性、药物性、化学性等医疗废物,有害有毒生活废物,以及固体或液体性废物,进行分类收集和处理。

• 必须严格按照有关规定,分别收集医疗废物[各种敷料、棉球、棉签、安瓿、化验废物、实验废物、手术残物(包括任何组织及内脏器官)等]。

• 手术残物、包扎残物、传染性废物等医疗废物一律用黄色塑料袋包装,封闭运输。

• 医疗废物袋口必须扎紧。高危的感染性废物用双层黄色塑料袋包装,并注明科室,存放在指定地点。严禁将医疗废物与生活垃圾混淆。传染病患者产生的生活垃圾须按医疗废物处理。

• 损伤性废物(包括针头、缝针、刀片)放置于利器盒内,一次性医疗物品(如输液器)使用后要及时毁形。

• 医疗废物由专人负责密闭收集、搬运、暂存管理,做好交接登记和双人签名,统一交医疗废物处理公司进行无害化处理。

• 过期、淘汰、变质、积压、报废的药物,以及具有毒性、腐蚀性、易燃易爆性的化学试剂、消毒剂、医学显像剂等废物,必须集中回收、搬运,并进行无害化处理。

 ### 三、医疗废物暂存间管理制度

为了贯彻执行《医疗废物管理条例》,加强医院医疗废物管理,防止疫病传播,根据相关要求制定以下有关医疗废物暂存间(简称医废暂存间)的管理规定。

• 医废暂存间管理员必须掌握《医疗废物管理条例》,严格按规程管理各类垃圾。

• 医疗废物与生活垃圾必须严格按要求分开存放,医废暂存间必须"人离上锁"。

• 负责清运的员工必须做好个人防护,戴手套、口罩、帽子,穿围裙、雨鞋。

• 医废暂存间必须使用消毒剂进行消毒清洗。

• 医疗废物暂存时间不得超过48小时。如发现回收公司未按时清运医疗废物,应立即上报主管部门予以协调和解决。

• 到病房收集医疗废物的运输车必须保持干净、清洁。车辆使用后必须在集中处置场所进行清洁和消毒。医疗废物车不得与生活垃圾车混用,不得运送其他物品。

- 禁止在医废暂存间及周边环境吸烟、进食或从事其他活动。
- 若发现医疗废物流失、泄漏、扩散,必须立即上报主管部门予以紧急处理,同时启动应急预案。

四、保洁机器设备的管理及使用

- 机器领用时必须登记。
- 认真保管自己的用具,不丢失。
- 机器必须随人走。
- 使用机器时注意机器安全和人员安全。机器停放时必须停放在自己的视线内,停靠在无人区域内。
- 认真清洁保洁机器设备。
- 严格按照标准操作机器,禁止人为破坏机器。未按标准操作而造成机器损坏或破坏的,将处以教育处罚及价格赔偿。
- 机器使用完毕后,由专项员工认真填写登记机器使用情况。
- 对于电瓶式的机器,必须认真填写机器充电记录。
- 机器如有故障,严禁使用,并及时登记机器维修通知单,写明机器的故障情况,以便维修。

五、仓库管理制度

- 物料入库时,库管人员要亲自与送货人办理交接手续,核对并清点物料的名称、数量是否一致并确认产品有效期,确认无误后签字。
- 若验收物料时发现问题,则应及时通知上级主管和经办人处理。
- 物料入库后,库管人员应按货物名称、数量填写入库记录。
- 各类物料按货架物品标识分类要求整齐码放,应将物料及时补充至货架上。
- 腐蚀性药剂应单独放置,严禁与罐装药剂等其他物品混放。
- 物料出库后,库管人员应按货物名称、数量填写出库记录;腐蚀性药剂在领取时做特殊登记,领取人签字并标明用途。
- 所有发料凭证由库管人员按年、月存档,妥善保管,不得丢失。
- 定期检查药剂包装及物品有效期,发现药剂过期及物品损坏,需及时上报,不得擅自处理。

- 禁止非库房管理人员擅自入库。
- 未经上级主管同意,所有物品一律不准擅自出借。
- 库房内环境保持干净、整洁。
- 库房内严禁烟火,禁止明火作业,库管人员要掌握必要的防火知识,熟练使用消防器材。

第二节 岗位职责

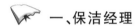 一、保洁经理

(一) 部门人员管理

- 根据医院要求处理部门员工关系。
- 对部门内部人员档案资料进行管理及更新。
- 审核部门员工的考勤记录,协助文员确保员工考勤数据提交的准确度。
- 加强团队建设,培养和提高员工的工作热情及团队协作意识。

(二) 环境质量管理

- 主持本部门的日常工作,跟进和协调工作进展,完成工作汇报。
- 负责检查、指导和考核下属员工的工作,确保工作质量,维护良好的纪律,督促下属员工遵守医院各项规章制度。
- 负责培训工作的指导与全面考核,确保每个员工都掌握正确的工作方法,高效、安全地完成各项工作。

(三) 环境安全及部门人员安全管理

- 所管辖区域、消杀、外墙清洗及工作岗位的风险识别。
- 所有环境服务方面的环境、健康与安全(environment health safety,EHS)管理工作。
- 培养员工的安全防范意识,最大限度消除各类安全隐患。

二、保洁主管

保洁主管直接向保洁经理汇报,其主要工作职责包括以下几个方面。

- 协助经理对保洁部门进行日常管理。
- 协助经理对本部门人员进行管理,包含员工关系处理、团队建设等。
- 协助经理制订保洁员培训计划并落实有效培训。
- 协助经理负责部门内部关于医院质量体系的维护和执行。
- 协助经理监督本部门人员执行有关环境卫生管理行政条例。

三、保洁员

- 按工作安排,使用正确方法和程序完成工作。
- 遵守休息时间、上班时间,按要求时间出勤,有良好的个人卫生习惯,保持制服整洁。
- 承担责任区域基础设施设备(门窗、五金件等)的报修工作。
- 按照排班表上的工作内容和岗位完成工作。
- 依照经理、主管在培训时指导的操作流程,正确和安全地使用设备、物料、药剂,以及遵守对物料的控制。
- 遇到保洁设备安全问题应立即向经理、主管报告。
- 了解并参加与消防有关的工作。
- 对患者及家属、同事和来访者有礼貌、态度友好,并乐于帮助。

第三节　操作流程

一、病房清洁标准作业规程

物料工具:配置齐全的清洁推车、手套、口罩。
作业对象:病房内所有物品表面及地面。
操作步骤:

- 敲门,在征得患者或家属的同意后进入病房。
- 门口放置"小心地滑"指示牌。

- 收集垃圾。
- 对房间内物体表面进行重点清洁、消毒。
- 清洁、消毒设备表面。
- 清洁、消毒病床及配套设施。
- 清洁、消毒窗台及窗框表面。
- 清洁卫生间。
- 地面湿拖。
- 自行检查,并向患者及家属致谢。
- 结束工作,整理好工具并消毒双手。

 ## 二、卫生间清洁标准作业规程

物料工具:配置齐全的清洁推车、手套、口罩等。

作业对象:卫生间内所有物品表面及地面。

操作步骤:

- 戴好防护用品,开始收集垃圾。
- 清洁、消毒洗手台。
- 清洁、消毒镜面。
- 清洁、消毒卫生间便池和坐便器。
- 清洁、消毒卫生间内其他设施设备及墙面。
- 卫生间地面湿拖。
- 自行检查。
- 结束工作,整理好工具并消毒双手。

 ## 三、病床终末消毒标准作业规程

物料工具:配置齐全的清洁推车、手套、口罩等。

作业对象:病床及配套设施、地面。

操作步骤:

- 门口放置"小心地滑"指示牌。
- 戴好防护用品,开始收集垃圾。
- 移动床头柜并内外全面清洁、消毒。
- 全面消毒病床。

· 清洁、消毒卫生间内其他设施设备及墙面。

· 结束工作,整理好工具并消毒双手。

 四、传染病/隔离病房消毒标准作业规程

物料工具:配置齐全的清洁推车、一次性隔离衣、口罩、手套等。

作业对象:传染病区及隔离病房。

操作步骤:

· 穿戴防护用品。

· 按顺序消毒房间内所有物品。

· 按照终末消毒程序消毒病床。

· 病房内所有垃圾按照医疗废物处理程序予以处理。

· 按照专项清洁流程清洁房间内所有专项工作。

· 更换并收集所有棉织品。

· 消毒所有清洁工具。

 五、护士站清洁标准作业规程

物料工具:配置齐全的清洁推车、手套、口罩等。

作业对象:护士站所有物品表面。

操作步骤:

· 摆放"小心地滑"指示牌。

· 清洁、消毒护士站物品表面。

· 清洁、消毒护士站配套设施。

· 收集垃圾。

· 地面湿拖。

· 结束工作,整理好工具并消毒双手。

 六、诊室清洁标准作业规程

物料工具:配置齐全的清洁推车、手套、口罩等。

作业对象:诊室内所有物品表面、地面。

操作步骤:

· 摆放"小心地滑"指示牌。

· 清洁、消毒诊室内物品表面。

· 清洁、消毒诊室内配套设施。

· 收集垃圾。

· 地面湿拖。

· 结束工作，整理好工具并消毒双手。

七、公共区域尘推标准作业规程

物料工具：尘推、尘推框架、重型撮箕、小台刷等。

作业对象：病床及配套设施、地面。

操作步骤：

· 将经牵尘液处理后的尘推安装到尘推框架上。

· 尘推地面（移动可移动家具）。

· 将尘推的垃圾集中在一起。

· 用小撮箕清理集中的垃圾。

· 如果是大厅，将整个区域分成若干个部分分别尘推。

· 结束工作，整理好工具并消毒双手。

八、消毒剂配制标准作业规程

物料工具：消毒剂专用桶、医用消毒泡腾片等。

操作步骤：

· 穿戴防护用品。

· 在消毒桶内放入适量的水和药剂。

· 搅拌均匀待用。

· 结束工作，整理好工具并消毒双手。

九、感染性物质标准处理规程

物料工具：配置齐全的清洁推车、手套、口罩等。

作业对象：洒落在地面上的感染性物质及大小便、血液、呕吐物等。

操作步骤：

· 做好个人防护后，用"小心地滑"指示牌隔离污染物。

· 用一次性无纺布干巾包裹污染物到医疗废物袋中。

· 喷洒消毒液。

· 先用消毒液浸湿拖把湿拖,再用清水湿拖。

· 结束工作,整理好工具并消毒双手。

十、玻璃清洁标准作业规程

物料工具:窗用桶、伸缩杆、涂水器、毛套、玻璃铲刀、玻璃刮刀、毛巾、玻璃清洁剂等。

作业对象:2.5 米以下玻璃及所有镜面。

操作步骤:

· 在待清洁区域底部铺设毛巾。

· 用玻璃铲刀清除玻璃及边缘的污垢。

· 用稀释后的玻璃清洁剂浸泡涂水器。

· 用涂水器清洁玻璃表面(高处使用伸缩杆)。

· 用玻璃刮刀刮去玻璃表面的水迹。

· 用毛巾擦干边框上的水迹。

· 收起毛巾并擦干窗台。

· 结束工作,整理好工具并消毒双手。

十一、电梯/不锈钢清洁标准作业规程

物料工具:高尘扫、毛刷、"小心地滑"指示牌、毛巾、玻璃铲刀、全能清洁剂、玻璃清洁剂、不锈钢清洁剂等。

作业对象:电梯及其他所有不锈钢表面。

操作步骤:

· 在电梯口摆放"小心地滑"指示牌。

· 请电梯管理员控制电梯。

· 电梯内部除尘。

· 用毛刷清洁边角及缝隙。

· 用全能清洁剂清洁电梯内饰,包括控制面板等。

· 用玻璃清洁剂擦拭不锈钢表面手印等。

· 用不锈钢清洁剂擦拭不锈钢表面。

· 用干毛巾擦拭至光亮。

- 湿拖电梯轿厢地面。
- 结束工作,整理好工具并消毒双手。

 ## 十二、墙面清洁标准作业规程

物料工具:墙面组合工具、水桶、毛巾、全能清洁剂等。

作业对象:院区内 2.5 米以下可水洗内墙壁。

操作步骤:

- 根据墙面脏污程度稀释全能清洁剂。
- 移动墙边可移动物品。
- 用喷洒有全能清洁剂的毛巾清洁墙面饰物。
- 用浸泡后的棉头清洁墙面。
- 用毛巾擦拭局部顽固污渍。
- 清洁完毕后收起地面防护毛巾。
- 将可移动物品归位。
- 结束工作,整理好工具并消毒双手。

 ## 十三、灯具/风口清洁标准作业规程

物料工具:毛巾、全能清洁剂、"小心地滑"指示牌、人字梯等。

作业对象:灯具/风口。

操作步骤:

- 清洁灯具前,须关闭电源。
- 摆放"小心地滑"指示牌。
- 架好梯子,用全能清洁剂擦拭灯具/风口。
- 用清水擦拭灯具/风口。
- 用干毛巾擦干灯具/风口表面的水迹。
- 结束工作,整理好工具并消毒双手。

 ## 十四、打蜡标准作业规程

物料工具:单擦机、吸水机、吹风机、"小心地滑"指示牌、打蜡组合工具、清洁垫、蜡水,以及手套、围裙、护目镜等防护用品。

作业对象:PVC 地面。

操作步骤：

· 备好所有工具及物料。

· 移走可移动家具并做好防护。

· 用"小心地滑"指示牌隔离作业区域。

· 根据地面蜡面磨损情况配比起蜡水。

· 用单擦机起掉表层受磨损蜡面。

· 用吸水机吸干旧蜡液，并用清水清洗地面。

· 地面落蜡并根据需求使用吹风机吹干蜡面。

· 地面全部干透以后，将所有家具归位并清除胶带。

· 结束工作，整理好工具并消毒双手。

 十五、石材晶面标准作业规程

物料工具：加重型石材处理机、"小心地滑"指示牌、尘推、清洁垫、钢丝棉、石材处理剂等。

作业对象：石材地面。

操作步骤：

· 备好工具及物料，移开可移动家具。

· 尘推需要养护的地面。若地面较脏，则须湿拖或安排机器清洗。

· 用"小心地滑"指示牌隔离需要作业的区域。

· 将钢丝棉盘在清洁垫上并安装到机器针盘上。

· 将药剂喷洒在地面上，并用机器打磨至光亮，移至下一处工作。

· 根据钢丝棉的磨损情况，及时更换钢丝棉。

· 地面养护结束后，及时尘推地面，并将家具归位。

· 结束工作，整理好工具并消毒双手。

 十六、石材翻新标准作业规程

物料工具：加重型石材处理机、翻新用钻石碟、"小心地滑"指示牌、尘推、清洁垫、钢丝棉、石材翻新浆等。

作业对象：石材地面。

操作步骤：

· 备好工具及物料，移开可移动家具。

- 尘推需要养护的地面。若地面较脏,则须湿拖或安排机器清洗。
- 用"小心地滑"指示牌隔离需要作业的区域。
- 根据石材材质及磨损情况使用翻新碟型号,安装到机器上。
- 划分小区域各打磨 5～10 分钟至石材无光泽。
- 吸干地面浆水,并用每一个型号碟片按序操作一遍。
- 按照晶面处理程序操作打磨地面。
- 结束工作,整理好工具并消毒双手。

 十七、医疗废物收集标准作业规程

物料工具:医疗废物收集车、围裙、手套、口罩、帽子、防滑雨鞋等。

作业对象:医疗废物。

操作步骤:

- 穿戴防护用品。
- 按规定路线开始收集医疗废物。
- 对科室医疗废物进行称重。
- 将医疗废物重量等信息与科室确认,做好双人交接。
- 按照规定路线,将医疗废物运送至医废暂存间。
- 按照医疗废物类型进行堆放。
- 清洗医疗废物转运车,并填写记录。
- 结束工作,整理好工具并消毒双手。

 十八、生活垃圾运输标准作业规程

物料工具:生活垃圾收集车、围裙、手套、口罩、帽子等。

作业对象:生活垃圾收集。

操作步骤:

- 穿戴防护用品。
- 收集生活垃圾。
- 须盖好盖子,密封运输。
- 按照规定路线,从货梯运输。
- 按照规定路线,将垃圾收集至垃圾房。
- 清洗垃圾房及运输车,并填写记录。
- 结束工作,整理好工具并消毒双手。

第四节　未来发展

保洁工作是后勤支持服务中不可或缺的基础服务。在整个社会劳动力短缺的大背景下,未来保洁的劳动力供给不足会日趋严重,使得传统的保洁模式难以为继。未来会通过在提高劳动生产率和绿色可持续发展上做一系列变革,从而为医护人员创造舒适的工作环境,提升患者的就医满意度。

 一、提高劳动生产率

· 研发和推广使用更高效的(尤其适合医院环境的)保洁专业设备和器具。开发、引进保洁智能机器人,替代部分人工作业。

· 创造适用"5G"的场景,实现手术室、ICU等区域的环境消毒,实现无人化和智能操控。

 二、绿色可持续发展

· 改善生态环境,减少外部环境对后勤物业管理区域的污染。

· 提高医院环境使用者的文明程度,包括患者及家属、来访者,将人为因素造成的污损降到最低限度。

· 更多地采用具有自清洁功能的装饰材料,降低保洁的工作负荷。

· 减少化学品的使用,保障人们的健康和安全,减少由化学残留物导致的跌倒事故的发生。

第二章

医疗运送服务质量管理

医疗运送是以患者为中心的运输服务,与传统运输服务相比,其具有集中、高效、快速、准确和安全等特点,目的是节省医护人员时间和精力,使其专注服务于患者、提高工作效率,从而提高医院的整体运营效率,为医院节约成本,实现精细化管理。安全地运送患者,还可以增加患者满意度,体现医院对患者的人文关怀。

第一节 医疗运送服务质量管理基本标准

一、运送分类

• 按运送任务内容分,医疗运送主要有患者陪检、手术患者转运、标本运送、药品运送、其他物资运送五类。

• 按运送任务的及时性和重要性分,医疗运送主要有重要紧急、重要不紧急、紧急不重要、不重要不紧急四类。

• 按运送任务完成模式分,医疗运送主要有循环运送、计划运送、预约运送、即时运送、驻守运送五类。

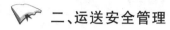 **二、运送安全管理**

（一）医院物业管理部门职责

- 根据院内科室分布,制定各类任务的运送路线。
- 根据任务的性质,制定任务完成的最长时间。
- 定期抽查运送任务完成情况,对异常情况进行分析。
- 关注运送安全,及时发现运送问题,与物业公司沟通并监督整改。
- 处理异常事件或不良事件,分析原因,责令物业公司整改,评价整改效果。

（二）物业公司职责

- 运送经理为运送管理第一责任人,对整个医院的运送工作全面负责。
- 建立应急响应机制,并定期进行演练、修订。
- 制定作业流程及安全标准,并对员工进行培训、考核,务必保证各类运送任务按时、安全完成。
- 第一时间处理异常事件,参与异常事件的调查、报告、处理及整改。
- 配合医院对发现的安全问题进行分析,并实施整改。
- 协助医院做好运送数据的收集、建档、归档、分析和提交工作。

第二节　岗位职责

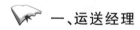 **一、运送经理**

（一）改进中央运送服务程序

- 与院方各科室的管理人员就循环运送路线中涉及的各个信息点进行反复沟通和确认,确定循环运送路线和工作计划,如表 2-1 所示。

表 2-1 ××医院循环运送服务 A 线计划样本(员工专用)

科室	需运送物品及任务	循环频率(次)
心血管内科	标本、预约单、会诊单	定频
心胸外科	标本、预约单、会诊单	定频
检验中心	标本送至检验室	定频
医务部	送会诊单	按需
总务库房	取表格	按需
药房	取科室临时用药	按需

• 将工作计划表分发给每一个部门,包括护士站。跟踪信息化系统,时刻关注发生在循环运送时段内的即时运送需求量。

• 在与各部门充分沟通后,根据获得的各类计划运送物品的频率和路线等信息,制定物品领用指引表,如表 2-2 所示。

• 安排运送主管或领班根据物品领用指引表对调度员和运送员工进行运送步骤、地点、单据等细节的培训。

• 协助各科室加强管理,减少因运送物不合格而引起的更正和重复劳动。大力推广循环工作。

表 2-2 ××医院物品领用指引表

位置楼层	负责人	物品内容	时间	备注
×号楼×楼	张三	医用耗材,如引流包、中单等	每天上午 10:00	
×号楼×楼		常规低值易耗:医用外科口罩、丁腈手套等	周一	无须申领,自动补货
×号楼		各类医用耗材	周一	上周申领
×号楼×楼药库	李四	大输液	每天 12:00—14:30	

(二)员工效能管理

• 每日检查循环运送记录,确认员工的登记情况并签字确认。

• 定期组织员工开讨论会,就运送部门与各科室的配合程度进行讨论,排查重复劳动的原因、应急运送中的干扰因素等。

- 根据循环运送人员岗位能力评估体系,对循环运送人员进行绩效评估。
- 管理员工的技术提升,定期开展新老员工的工作技能培训。通过技能比赛、口头或书面考核,提高员工的熟练度和工作效率。

(三)用户意见调查

根据过往的运送需求记录及循环运送人员的工作表现,定期征求各科室人员的调度整改意见。

 二、运送主管

运送主管直接向运送经理汇报,其主要工作职责包括以下几个方面。

(一)员工日常管理

- 计划员工的日常工作,协助运送经理管理运送部员工。
- 监督员工严格按照中央运送程序和服务标准完成运送,确保所有运送员工按时完成所分配的工作计划,且符合医疗运送安全等方面的规定。
- 协助运送经理开展针对新老员工的工作技能培训,组织月度小组会议。

(二)用户意见调查

- 定期向各科室了解需改进中央运送服务的区域,征求服务改进意见。

(三)协调与其他相关部门的合作

 三、运送领班

运送领班直接向运送主管汇报,其主要工作职责包括以下几个方面。

(一)带领并监督员工开展运送工作

- 监督运送员的日常工作,确保员工严格按照服务标准、正确的流程和方法,及时、准确地完成工作安排。
- 监督运送员在开始工作前正确配置运送设备,在工作结束时及时清洗、消毒运送设备。

· 按照计划完成日常运送工作,与运送经理、主管一起每周巡查运送工作的完成情况。

（二）员工培训

· 协助运送经理、主管开展员工培训工作,帮助运送员了解发生突发状况时的责任。

（三）其他工作

· 协助运送经理、主管监督员工的休息时间、制服整洁度等工作细节。
· 协助运送经理、主管完成满意度的调查。

四、运送员

· 在运送标准工作时间内准确完成工作并及时向中央运送调度员报告进度,服从中央运送调度员的指派,完成即时运送任务。
· 对任何来自中央运送调度员的即时运送要求能立即反应,当无法完成即时运送要求时,要及时转回给中央运送调度员重新分配。
· 及时报告各类安全隐患、事件。
· 严格遵守医院规定,按照正确的工作方法和流程完成工作。工作开始前,核实患者、标本、物品与运送路线。
· 下班前,严格按要求清洁并整理使用过的工具与设备。
· 遇到运送设备安全问题,马上向运送经理、主管或领班报告。
· 积极参加员工培训,清楚了解应急程序中的责任。
· 对同事和来访者有礼貌、乐于帮助。保持制服的整洁度和良好的卫生习惯。

第三节　五项运送模式

运送服务需要在医院建立标准化运送模式。每个医院的复杂程度可能有所不同,运送服务管理者应根据医院的规模、建筑物分布、医院特点等情况灵活执行各运送模式。简便易行、贴近用户需要是模式成功发挥作用的关键。

临床的各类运送需求,按照时间管理四象限进行工作分类(见图2-1):①重要且紧急,如血气标本、急诊标本运送;②重要且不紧急,如患者预约检查运送;③紧急且不重要,如常规标本运送;④不重要且不紧急,如办公用品、其他文件运送。据此,将医疗运输服务划分为四种运送模式,即:循环运送、计划运送、预约运送、及时运送。在医院环境中,还有一些科室的特殊需求,如手术室需要运送供应物资,但又需要人员相对固定,且要求不与外部环境接触,据此,还单独设立驻守运送。

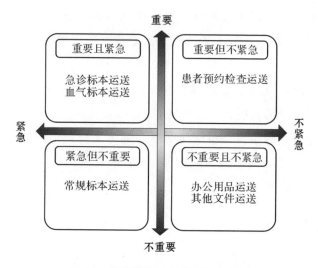

图 2-1　运送服务时间管理四象限图

如图2-2所示,循环和计划是运送部门工作安排的基础,预约减少了非计划性运送工作的积累,驻守可以满足医院某些特殊区域的需要,而即时运送无法统筹集中,容易形成人力资源浪费的现象,因此运送经理应关注循环、计划和预约工作的表现,引导临床将更多的运送工作列入循环、计划和预约中,减少临时运送请求,最大化发挥中央运送系统的作用。

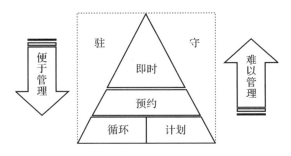

图 2-2　运送服务模式概念图

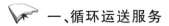 一、循环运送服务

循环运送服务是指运送人员按照设计好的工作路线,定时、定点运送医疗文件、标本和材料等通常不紧急但是需要按时递送的文件、标本和材料等小件物品。

循环运送服务可以有效降低各科室的即时运送需求,从而缓解患者运送高峰期人手不足的情况。

循环运送服务的主旨是将临床科室与临床支持部门(如检验科、出入院处、功能检查科室等)科学地连接起来,并确定每条路线由专人负责在某个时间点前往某地运送某物。

(一)流程介绍

• 循环运送服务的路线分两种,即连续流型(线路之间无交换)、放射流型(线路之间在交换点完成物品或文件的集中和交换),见图 2-3。

• 在设计有交换点的路线时,需要充分考虑现场的实际情况,包括交换点的位置、空间大小及交换收纳工具。

• 每条循环路线和范围都兼顾了医院的设施(如楼梯、电梯)情况、临床科室与支持部门的距离、每个站点所要求出现的频次。

• 在循环路线最终确定前,运送经理或主管会与医院方各科室的管理人员就每天运送的频次、时间点、运送物品清单、运送工具或容器、取送标本或存放文件的地点等重要信息进行反复沟通确认,并实地演练,以测算循环时间。

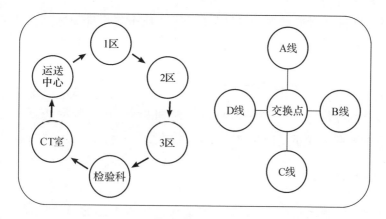

图 2-3 两种运送路线图概念设计

(二)注意事项

- 通过一段时间的运转之后,确定循环运送服务的工作计划,并分发给每一个部门/护士站。
- 运送经理应为员工配备合适的标本及文件运送工具。
- 管理人员应每天检查循环运送记录表。

(三)提高流程效率的措施

- 运送服务管理人员与各科室商定每天到达取送的时间和次数,合理规划循环路线。
- 通过技能比赛、口头或书面考核训练员工熟练程度,提高员工的专业技能。
- 现场检查和指导,帮助员工与科室医护人员建立良好信任关系,指导新员工的沟通技巧,比如临走出科室时询问"还有没有物品需要送出",经常和医护说"常规标本和文件我会定时收取,不用另打电话"等,推广循环工作,让科室感受到循环服务的存在和益处。
- 指导调度员推广循环工作。比如当接听用户来电时,介绍如果是常规标本或文件,由循环运送员定时收取。
- 运送经理通过各种会议向用户大力推广循环工作,讲解循环系统在避免重复劳动、减少对应急运送干扰方面所起到的作用。

• 协助科室规范管理,减少因标本或文件不合格而引起的更正和重复劳动。

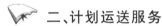 二、计划运送服务

计划运送服务针对一些有规律的、时间相对集中、频率较低的运送内容,是指派专职运送员按时运送的工作方式。

(一)流程介绍

• 建立计划运送服务流程,主要针对一些有规律的、时间相对集中、频率较低的运送内容。

• 通过指派专职运送员有计划性地按时完成部分运送任务。

• 计划运送内容一般包括办公用品、医疗消耗品、盐水输液、消毒液等。

• 在需要登记运送至每个科室的物品时,运送管理人员会配备好物品运送登记表,以方便管理。

• "物品运送登记表"设计如表 2-3 所示。

表 2-3　物品运送登记表

日期			运送员名称			
部门	办公用品	医疗消耗品	盐水输液	消毒液	其他	收件人签名
A 部门						
B 部门						
C 部门						
D 部门						
汇总						

(二)注意事项

• 运送前应确保盛放在车上的货物放置好,不要叠得太高,防止运送途中掉落和遮挡视线。

• 清点核对好物品,整理好签收单据,计划好运送路线。

• 推车时应留意四周环境及路人,不要推得太快。

- 到达较狭窄的地方时(比如电梯或房门),要加倍小心。

- 当需要通过门时,应以背部先开门,不要用车撞门及碰撞院内其他设施。

- 推车转弯时,要尽量减慢速度,以便清楚看见前面路人。

- 在运送过程中,要一直照看这些材料。要特别注意易碎和精密的物品,防止它们在运送过程中掉到车外或被压坏。

- 到达目的地后应通知护士核对签收,然后将物品放到指定地方。

（三）提高流程效率的措施

- 现场检查指导,确定科学合理的运送路线和运送时间,尽量错开电梯使用高峰,错开患者运送高峰。

- 申请科学合理的运送工具,如平板车、手推车等,统筹运送,减少重复劳动。

- 每月跟踪各科室计划外即时运送次数,与科室一起确定合理的库存水平。

三、预约运送服务

预约运送服务是服务需求者事先申请运送服务,运送中心进行系统的预约记录并按时间派人完成的方式。

（一）流程介绍

- 预约运送可以事先了解运送信息和工作量,提前安排人力及时运送,有助于提高患者和医护的满意度。

- 预约运送的内容多为患者运送,本程序描述的内容也是关于预约运送的信息传递、预约患者运送的分工安排。

- 预约是必须在医院管理系统支持下才能开展的工作,因为各个医院的管理方式和管理特点不同,所以预约信息的传递方式也各不相同,一般会有 4 种方式(见图 2-4)。正如第一种方式一样,在医院信息系统(hospital information system,HIS)建设比较完善的医院,可以在运送中心设置终端,以方便预约数据的导入和导出,减少收集预约信息的人力配备,加快预约信息的传递速度。

方式一：

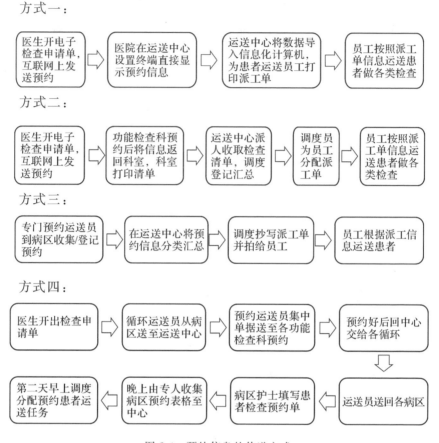

图 2-4 预约信息的传递方式

• 在患者检查工作量比较大的医院，如果没有建立检查预约系统，就会造成患者排队时间长、检查秩序混乱、运送员等待时间长、人力浪费的现象，为了提高患者满意度，帮助医院提高诊疗效率，运送经理需要建议和协助医院建立并完善的检查预约流程。

• 预约运送的分工方式既可以按科室或检查类型分，也可以两种分工方式结合使用。当某项检查工作量比较大，要像流水作业一样不断接送患者时，就可以单独划分一个小组，其他检查可以按科室划分给员工。运送工作的人力配置并不是一成不变的，需要根据医院规模、管理特点和完善度、工作量、建筑物的分布、临床要求、人力成本等因素灵活变通。

（二）注意事项

• 按照人员培训模块"医院患者检查常识"，为运送员培训各项检查常识。

• 运送员需要在派工单上注明预约患者的运送情况（完成或取消），班后回收，以方便统计工作量。

预约运送工作量需要根据医院要求，按科室、检查类型、车床、轮椅、行走等类别进行统计（见表2-4），以方便工作量对比及汇报工作。

（三）流程效率的评估

参照医院对患者运送员岗位能力的评估流程，对循环人员工作水平进行评估。并且，周期性开展患者满意度调查，确保患者满意度。

（四）提高流程效率的措施

• 组织员工讨论会，就病区和检查科室影响效率的因素进行总结和协调。

• 做好巡检工作，提供安全清洁的运送工具。

• 现场指导员工，帮助员工与科室建立良好的信任关系，为员工提供沟通技巧指导。

 四、驻守运送服务

某些情况下，可以在某些区域（如手术室、ICU等）安排专人负责运送工作。驻守员工的配置需要与科室的管理方一起决定。虽然运送管理包含了大量繁杂的循环性、计划性、预约性运送，但更常见的情况是用户通过即时运送的响应速度来判断运送服务质量，科室护士长等也常会把对运送服务的直观感觉传递给后勤管理部门。因此，管理好即时运送就显得尤其重要。

（一）流程介绍

• 在医院内需要提供驻守服务的科室一般包括手术室、产科、急诊科、ICU等。

• 根据实际需求，在某些工作情况特殊的科室，派驻固定人员提供驻守运送服务。

表 2-4　××医院预约患者运送工作量统计表

××××年×××月份×××楼×××科患者运送工作量登记本

日期	1	2	3	4	5	6	7	8	9	10	11	12	13	14	15	16	17	18	19	20	21	22	23	24	25	26	27	28	29	30	姓名
B超																															
CT																															
心电图																															张三
MR																															
放射																															
胃镜																															

工具使用量登记本

日期	1	2	3	4	5	6	7	8	9	10	11	12	13	14	15	16	17	18	19	20	21	22	23	24	25	26	27	28	29	30	姓名
床																															
轮椅																															张三
步行																															

• 因为驻守运送工作的特殊性,驻守员工往往需要同时兼顾运送和保洁的工作,所以医院需要配备掌握保洁和运送两方面技能的员工负责驻守运送岗位。

（二）注意事项

• 运送经理、主管及驻守员工需要参加一些保洁服务的培训,主题包括手术室清洁、消毒隔离等。

• 驻守员工应在驻守工作记录表上登记其完成的运送任务,管理人员应定期巡视驻守科室的运送活动记录表,掌握驻守科室的运送工作量和工作范围。

• 驻守员工应在员工排班表上登记,并每天在签到单上签到、签退,遵守所有的运送政策与程序。

• 管理人员应定期与驻守科室的负责人沟通,了解服务需求、员工工作情况等。

（三）流程效率的评估及提高流程效率的措施

因为驻守运送工作具有其特殊性并极具个性化,所以驻守运送的效率评估与持续改进是由管理人员和所驻守科室的负责人共同沟通确定的,以满足不同医院、不同科室的个性化需求。

五、即时运送服务

对于相对紧急或非规律的运送需求,服务需求者可以随时拨打运送中心的服务电话,或在信息系统医护端在线发起运送任务,运送中心调度员将会及时派运送员完成运送。

（一）流程介绍

• 对于临床及支持部门提出的临时运送请求,运送中心调度员登记后将派运送员及时完成（见图 2-5）。

• 即时运送将对患者、标本、文件、单据、物品等所有临时运送需求作出反应。

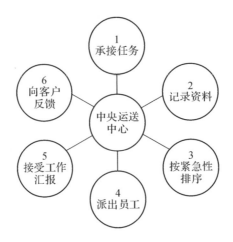

图 2-5　中央运送中心工作职责

（二）注意事项

• 对于即时运送请求，运送中心调度员需要明确来电科室、来电人员（有时）、运送内容[如果是患者运送，必须明确姓名、住院号、所做检查、所需设备、目的地、特别说明（紧急、需带病历等）]。

• 运送员在执行即时运送任务时，须与护士确认，以免送错而耽误需要运送的任务。

• 运送患者或物品的即时请求应由其始发地提出，否则需要运送经理协调该流程，或由运送中心调度员与其始发地确认。

• 运送员应在运送记录本上登记运送内容，需要签收的物品或文件应请接收方核对签收。

（三）流程效率的评估

• 医院根据即时运送员岗位能力评估流程，对即时运送员的工作表现进行评估。

• 医院根据调度员岗位能力评估流程，对调度员的工作表现进行评估（见表 2-5）。

• 出具部门表现报告，汇总即时运送表现的具体情况，报告需详细统计平均派工时间、平均完成时间等数据。

表 2-5　即时运送员年度岗位能力评估表

评估方法：A. 在岗观察　B. 技能考核或比赛　C. 口头考试　D. 书面考试　E. 模仿/演示　F. 其他

员工姓名：　　　　　　　　　　入职日期：

描述	验证		评估情况				再评估情况		
能力水平	评估人	评估方法	不适用	评估日期	符合	不符合	评估日期	符合	不符合
原地汇报									
重要物品登记签收									
与同事和调度员配合									
主动性									
标本运送能力									
药品运送能力									
文件运送能力									
物品运送能力									
延迟、取消运送处理能力									
与医护和患者沟通的能力									
对讲机或通信设备使用									
工具清洁、整理与归位									
岗位所需医院感染防控知识									

注：如评估描述内容不适用，请填写 N/A；如有任何项目不符合，员工必须在第一次能力检查之后的 30 天内接受重新培训和重新评估。管理人员应在评估过程中与员工详细沟通工作注意事项，介绍其所接触科室的情况，为员工与医护及患者提供沟通技巧指导，寻找员工再培训的关键点。对于再评估仍不符合者，应考虑调整工作岗位。

• 出具调度员表现报告,汇总调度员工作的具体情况,报告需详细统计每位调度员派工次数、平均派工时间等数据(见表2-6)。

• 出具运送员表现报告,汇总每个运送员工作的具体情况,需详细统计每位运送员完成的运送次数、平均完成时间以及完成效率等数据。

• 出具延迟汇总报告,汇总运送效率的各个指标,报告需详细统计延迟次数和延迟原因等数据。

• 组织员工讨论会,征求调度员和运送员意见,是否因运送工具不足、运送环节过于复杂、医护患者配合(延迟、取消、没准备好等)不够而导致效率降低。

表 2-6　调度员表现报告

调度员	平均派工时间	总时间	时间	平均时间与标准时间差	运送数量	标准时间内运送数量	标准时间内运送%
总计							

(四)提高流程效率的措施

• 逐步完善循环、预约和计划运送工作,避免重复劳动,减少非临时性运送请求对调度工作的干扰。

• 结合"运送员表现报表"关注效率较低的员工原地汇报、工作技能等环节,为运送员设定效率目标,实现目标管理,提高运送员工作效率。另外,分析效率较高的员工的操作优点,供其他运送员学习。

• 结合"调度员表现报告"分析效率较高的调度员操作优点,供其他调度员学习。

• 做好巡检工作,科学合理配备运送工具(如在运送中心配备应急的车床、轮椅等)。

• 结合"延迟汇总报告"与临床沟通工作中的延迟、工作环节复杂等问题,优化运送流程,缩短运送时间。

第四节　未来发展

　　医院中央运送服务作为一项劳动密集型的后勤支持服务，在保证现有的模式下，未来要关注在闭环管理、信息数据分析以及智能设备与人工的结合。

 一、运送闭环式管理

- 实现运送任务的智能化派工。
- 通过手持设备扫码功能，实现对运送人员位置的精准定位、人员调度管理，以及标本运送的全流程、闭环式管理。

 二、多功能报表分析

- 系统定期出具涵盖人员、任务、部门、质量检查、医护及患者满意度等方面的服务统计报表，以便院方对医院的整体状况都能了如指掌。

 三、数据安全

- 数据本地保存。
- 数据脱敏处理。

 四、人工智能设备

- 智能物流机器人。
- 智能任务接收手环。

第三章

综合服务管理

第一节　会务服务

会务服务旨在为医院节约资源,提高各部门会议效率及质量,规范会务管理,保障会议室的正常使用状态。

一、会务服务初始化

• 根据会议室各项信息建立会议室清单,区分各会议室适用范围,便于统筹安排和使用。所需搜集的信息主要有会议室名称(编号)、位置描述、面积、可容纳最多人数、通讯信息、会议辅助设备明细等。

• 针对人员进行培训,培训内容应涵盖管理规定、使用规定、申请流程、会议服务规范流程、现场实际服务演练等,并且所有培训记录、考核需存档,以便指导后续培训工作。

• 建立会议室使用记录文件,清晰准确记录会议室使用情况及使用效果反馈,供后期会务管理工作参考。涵盖内容有:根据会议室使用频率,合理安排保洁频次、设备设施维护频次、会议服务需完善的内容,并且合理控制会议用品消耗,便于会议服务成本核算及成本控制。

二、会议预订规范

- 会议室申请和预订通过在线系统或电话进行。
- 如遇会议室不能使用或会议日程变动,则需要重新申请和预订。
- 预订信息内未注明特殊服务需求时,会议服务以医院常规会议标准提供。
- 预订信息内注明会议需求时,会议预订服务热线工作人员需将会议服务需求以工作单形式提交至会务部门,会务人员根据工作单所记录的要求完成会议准备工作。
- 会议预订服务热线工作人员定期出具会议室使用情况报告,为行政部门会议室管理提供翔实的参考资料。
- 将所有会议室按功能类型分类,注明会议室面积、可容纳人数、设备配备样式及数量,并且图文并茂地展示。
- 根据会议室类型,对可以进行的会议类型、主题布置等提出建议。
- 将以上内容制作成会议室介绍图册,定期发送通知邮件或者通过内部平台宣传让员工及时知晓。

三、会务服务

- 会务人员于会议开始前完成各项准备工作,并检查会议室环境及设备。
- 调整桌椅,摆放整理绿植,开启调试会议所需的设备,根据科室要求提前开启空调。
- 检查会议设备(投影仪、网络连接等)。
- 会场布置及物品准备(纸张、白板笔、板擦等)。
- 如有需要,在会议开始前,会务人员在科室指定时间到位迎宾并指引参会人员。
- 会议准备过程中如发现有设施、设备无法正常使用,立即联系服务热线。
- 会议预订服务热线工作人员应立即联系维修或联系更换设备。
- 若超过会议预定时间,与会人员未能到达会议室,会务人员应通知前台或服务热线,由前台或服务热线工作人员联系预定人员确认会议是否延期或取消,得到确认取消答复后可重新开放该会议室预定功能。

• 会议期间,用户如临时提出相关会务需求,会务人员应尽可能协调处理。

• 会议结束后,会务人员检查并关闭会议室相关设备,同时联系保洁人员进行清洁整理。

• 会议室无人使用时,应及时关闭各类设备,检查门窗锁闭状况。

• 对会务消耗品进行管理,根据物品进出库记录表与会务消耗品出入库盘点表,对仓库进行月度全面盘点,包括整洁状况、数量、质量、产品保质期等,当消耗品库存不能满足 1 个月使用量时,提出采购申请。

 四、会议室管理

规范的会务服务管理,统一会务服务标准,创造舒适的会议环境,以提升会务服务水平。

(一)舒适度

• 空气新鲜,无异味(平均每人每小时换气量不小于 18 立方米)。

• 会议室内部无噪声[噪场级:小于 40dB(A)]。

• 花艺盆景根据大厅设计风格进行安排,布置绿植种类与花盆,要求长势佳、无黄叶、地盘干净无水、无露土。

(二)温　度

• 夏季,将室内温度控制在 25～27℃。

• 冬季,将室内温度控制在 18～22℃。

• 适当调节换气设备。

(三)整齐度

• 物品陈列整齐美观,物品摆放规格协调统一,便于使用。

• 座椅摆放至桌底,轻靠桌面,前后对齐。

• 桌面设备摆放遵循 5S 标准。

• 会议室桌椅、设备、灯光、装饰等布局科学。

（四）清洁度

• 墙面、桌面、座椅、会议设备清洁干净,地面无杂物、纸屑。

• 每日 2 次整体清洁,其他时间不间断巡视清洁。

• 在合理位置设置垃圾桶,垃圾量不能超过垃圾桶容量的 2/3,会议结束后立即清理。

（五）湿　度

• 室内相对湿度保持在 60％～80％。

• 注意各项会议设备对湿度的要求。

• 设置必要的加湿和去湿装置。

（六）完好度

• 以周为时间单位,计划检查会议设备是否正常,重大会议提前测试,做好岗位设置。

• 会议室协调员每天检查桌椅的可用性,并协调工程运维人员处理异常桌椅。

• 会议室协调员定期检查会议室附属耗品(纸巾、笔、备用品的可用性)并及时补充。

五、会议室空间摆放标准

• 会议和(或)活动区域物品陈列要求:整齐美观,物品规格协调统一,便于使用。

• 座椅要摆放至桌底,轻靠桌面,前后对齐。

• 桌面设备摆放整齐。

• 话筒调至使用者使用的统一高度,同一平面线上整齐摆放。

• 会议室备用设备统一放置在收纳箱,放置在柜子或者其他容器内,在醒目位置设置提醒标识(见图 3-1)。

• 其他物品也要符合整齐摆放的统一原则,符合"5S"标准。

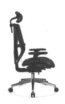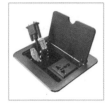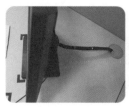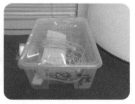

图 3-1　座椅、电源线、VG 线、拖线板等管理示意

六、会议室摆台标准

- 摆台时取一张 A4 纸作为量尺,将 A4 纸放于椅子正前方的桌面上,距离台边 1.5 厘米(约一拇指宽)。

- 将盖杯及矿泉水放置在 A4 纸的右上角,矿泉水放在盖杯右侧,矿泉水上的医院标识面正对座位。

- 盖杯杯柄向右依照正面 45°角摆放。

- 使物品保持在同一直线上。

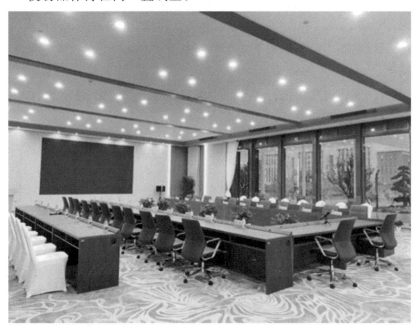

图 3-2　会议室摆台示意

七、环境和耗品管理

• 保洁人员每天早上和中午对会议室进行两次整体清洁,其他时间巡视清洁,保证室内环境及桌椅的干净整洁。会议结束,会务人员立即通知保洁人员进行保洁,并将桌椅归位。

• 会务人员按照规定频率检查会议室环境,如发现会议室脏乱,应及时清理和整洁;如情况较严重,则应立即通知会务负责人协调保洁人员进行处理。

• 会务人员在检查会议室环境的同时需要检查会议室内纸张、白板笔、板擦等物品,并及时更新。

• 会议结束,会务人员应检查会议室,将所有物品回归原位,并及时关闭相关会议设施及空调、照明等。

 八、设施设备管理

• 会务人员每日对会议室设施设备进行日常巡检,确保设备正常可使用。

• 设备设施存在异常和故障时,如工作人员能自行处理,则立即处理和解决;如无法执行处理,则需要及时告知会务主管,通知相关部门解决。

• IT部门或工程人员对会议室故障设施进行维修,会务人员必须及时跟进,以确保会议室的正常使用。

• 会务负责人每日对会议室设施设备进行例行检查。

• 原则上,会议室内的相关设备仅限于会议室使用,如需外借只能在办公室内进行,且必须当天归还。

• 当有医院员工提出外借需求时,由前台通知会务负责人,如可以外借,则通知借用人填写外借表并领用设备;如无法外借,需及时与医院员工沟通。

• 放置会务设备操作指南和设备紧急联络人联系方式,与会者能根据指示操作或迅速得到支持。

第二节　导诊服务

导诊服务者为患者就诊提供引导服务,导诊应主动、及时、准确、热情、耐心地协助患者选择科室、医生,到整个就医诊治过程中给患者以正确的引导。其工作涉及指导患者就医、护送患者做各种化验、检查、交费、取药、办理入院手续,并护送患者到相应科室等一系列细致的内容,同时担当判断者、管理者、宣传者、健康教育者等多方面角色的门诊客服人员。

 一、服务目标

导诊服务包括迎宾、礼仪、咨询、导诊、分诊等。医院导诊服务应以患者为中心,以真情换理解,以微笑亮窗口,以服务赢声誉。为患者及家属提供真诚的微笑、准确的指引、细微的关注、热心的帮助,做到热情、温馨、亲切、周到。

 二、服务标准

• 导诊应该熟练掌握医院情况,包括医院科室的设置、布局、设备配置、专业技术人员的特长、医院规章制度及各种便民优惠措施等。

• 导诊要遵守职业形象规范、语言规范、行为规范。主动做好医患之间、科室之间的协调配合,做好微笑服务,恰到好处。

• 着装整洁、仪表端庄、大方得体、言谈举止庄重。

• 对患者态度热情、文明服务、礼貌待人、细心周到。

• 做到三勤。口勤,即遇到患者多询问,患者有问题多解释;腿勤,即多巡视,及时发现问题、解决问题;眼勤,即在工作中遇有行动不便的老人、重病患者以及残疾人等,要主动搀扶就诊。

• 导诊时刻巡视自己的服务对象,及时提供导向、分诊、咨询、迎送、传递特殊信息的服务。

 三、导诊服务礼仪规范

患者进入门诊大厅,首先见到、接触到的是导诊,所以导诊的形象、气质、服务、言语、行为很重要,代表着医院的整体形象。导诊服务质量影响患者及其家属对医院的第一印象,甚至直接影响患者满意度。因此,导诊的形象至关重要,她们的形象就是医院最直接的宣传。

(一)仪容仪表

衣着基本要求:规范、整洁、职业化。

· 工作服整洁、无污渍、勤换洗、适体平直,有破损或脱纽扣的情况及时缝补。

· 正确佩戴服务标志牌(左上衣口袋)。

· 上班时间不戴饰品、不留长指甲、不染指甲、头发不披肩,女士化淡妆。

(二)仪　态

仪态基本要求:文雅、庄重、无体味、无口腔异味、健康、大方得体。

1.站姿

· 躯干:挺胸、收腹、紧臀、颈项挺直、头部端正、微收下颌。

· 面部:微笑、目视前方、面部肌肉放松。

· 四肢:两臂自然下垂,两手伸开,手指落在同侧裤缝处或双手交叉轻放于小腹处,右手在左手上方。两腿绷直,脚间距与肩同宽,脚尖向外微分。两脚呈"V"形,脚尖分开度为 45°～60°,双膝和脚后跟要靠紧。忌:抬头傲视、谑浪笑傲、身体颠晃、手卡着腰、抱胸、轻佻或佝偻。

2.坐姿

· 上身端正挺直,两肩稍后展,两腿并拢后收。入座、离座动作要轻,避免座椅倾倒、震动或发出响声。双脚着地,两腿内收,两脚平行。忌:身体扭曲,趴在桌上;一双胳膊架在椅背上;跷二郎腿,脱鞋,将脚放在桌上或椅上。

3.行姿

· 上身保持正确的姿势,身体重心不偏不倚,两臂前后自然均匀摆动,前摆时肘微屈、不甩手臂,后摆时不甩手腕,昂首、挺胸、收腹、步速略快。

· 行走时步伐适中,宜小步,不宜大步流星、在走廊内奔跑或脚拖着地行走。

- 几人同行时,不要大声嬉笑或并排行走,以免影响患者通行。
- 狭窄处主动为患者让路,不可抢行,走路时不可哼歌曲、吹口哨或跺脚。
- 走廊、楼梯等公共通道应靠左而行,不宜在走廊中间大摇大摆行走。
- 工作需要快步行走时,上半身保持平稳,两脚步幅不宜过大,频率不过快,舒展自如、略带轻盈。

(三)语 言

1.讲标准普通话

讲标准普通话。根据患者的语言习惯,应尽量采用相同的语言或方言与患者交流,让患者有一种亲切感,有利于在诊疗过程中得到患者的配合与支持,同时也使患者对医院的良好印象,提高患者对医院的满意度与信任度。

2.使用礼貌用语

(1)交谈用语

- 问好类:"欢迎""欢迎您""您早""早上(中午、晚上)好"。
- 接待类:"请问,有什么需要帮助吗?"
- 引领类:"请向左拐""请向右拐"。
- 道别类:"不用客气""这是我应该做的""慢走""祝您健康""祝您早日康复"。

(2)称呼用语

- 一般称呼:先生、小姐、女士、同志、师傅、阿姨、小朋友……
- 特殊称呼:首长、经理、主任……

3.语调

语音要轻柔,谈吐字要清楚;语调呈升调,让患者从语调中体会到你的热情。

4.语速

语速要适中,节奏感要强,对于老年患者和有语言障碍的患者,更要耐心倾听,交流语速宜尽量放缓。

 四、导诊服务流程

（一）开诊前

- 晨会:每日 7:50 到岗,互相检查衣、帽、鞋并确认整洁后,双手交叉握在前面,面带微笑站立。
- 8:00 进入各自岗位,开始提供导诊服务。
- 对照医生值班表,掌握当天值班医生名单,以做到准确分诊。
- 在医生未上班前,对已经候诊的患者应主动问明情况,对病情较重者、老弱病残孕等人士提供优先服务。

（二）开诊后

- 患者来到时,导诊应主动上前问候患者,并了解患者需求及病情,然后引领患者至相关诊室就诊,引领过程中应有言语交流。
- 在导诊台前站立服务和巡回服务时,要勤于和善于观察候诊患者。对焦虑的候诊者应适当给予安慰和疏导。必要时简单询问病史,如发现异常,及时与医生联系,以便医生更慎重地对待患者。
- 对老弱、残疾、重症而又无陪伴的患者,应陪同就诊,提供协助交费、取药等服务。
- 对焦急不安、表情痛苦的患者,要主动上前询问和安慰,重症患者优先就诊,并向其他病友做好解释工作,以取得病友的谅解。
- 注意收集患者及陪同家属对医院各个环节医疗服务质量的反映,并将反映及时反馈给相关医生、护士长和门诊管理人员,以便改进工作。如遇患者及家属有激动情绪和行为,应立即上前安慰,并及时向护士长或门诊管理人员报告,或直接引领患者或家属到门诊办公室。当患者及家属提出要管理人员前来解决医疗服务质量问题时,应立即向护士长或管理人员请示。
- 认真做好门诊咨询、预约登记和健康教育宣传工作。主动介绍医院概况、科室组成、医疗设备、科室特色及医生特长等。

（三）下班前

• 巡视各诊室患者就诊情况。如还有患者，应等患者就诊完毕后再离开。

 五、服务场景、服务语言及行为动作

服务场景、服务语言及行为动作见表3-1。

表 3-1　服务场景、服务语言及行为动作

服务场景	服务语言	行为动作
患者进入门诊大门	您好（或早上好、上午好、下午好、晚上好）！您需要帮助吗？我能为您做点什么？请先到这边登记，谢谢！	双手自然下垂并交叉于小腹部，表情丰富，面带微笑
患者来到导诊台	您好！请问您哪里不舒服？请问您看哪个科（或哪位专家）？请您填一下病历，然后到挂号处挂号。挂号后请到××楼就诊。××楼有导诊为您提供服务	主动、热情、目视对方、态度和蔼
对不熟悉医院看病程序和环境的急诊或初诊患者	（称呼）您好！请问您要看什么病？××主任是看××病的专家。他（她）在××楼开诊，请您带好病历，我带您到这边挂号。（送患者至电梯门口）请您拿好病历，坐电梯到××楼就诊，楼层有导诊会为您提供帮助	态度热情、诚恳，面带微笑。对初诊患者的优质接待尤其重要，优质接待会形成良好的第一印象
患者来就诊发现专家休息或停诊	您好！真对不起，××主任因事临时停诊（今天正好休息），我给您介绍××科××主任好吗？他（她）们的技术和水平都很高。在征得患者同意后，安排其他专家诊治	主动、热情、态度和蔼、诚恳、语调婉转、带商量口吻
患者就诊发现专家不在但又不肯让其他专家接诊，患者拒绝另请专家诊治	请您稍等，我给您联系一下，这边坐，请先喝杯水。 （无法联系到医生）暂时联系不到××主任，您一定要找他（她）看病的话，请您明天再来好吗？我给您留个电话号码，您下次来之前可以提前打电话过来问一下，今天对不起，请慢走	面带微笑、带商量口吻

服务场景	服务语言	行为动作
对急诊患者、病情危急患者及其家属或心情紧张者	您好！请您不要紧张，有什么需要我帮忙的吗？您不用难过，我们会尽最大努力	（做到先急救处理，后协助办理各项手续）搀扶家属、轻拍肩背以示安慰；轻快准确地协助患者挂号、取药等
对老年、行动不便患者	（称呼），小心路滑，不用急，慢慢走	上前搀扶、送到大门口或电梯
对闹事/争吵的患者	一切都会解决的，您冷静一下，我马上帮您联系。您在这儿坐一坐，喝点水，我马上帮您协调	以柔克刚、以情动人，及时联系办公室或相关领导及相关科室协调，忌在大门内僵持不下
患者来到各楼层	您好！请问您挂的是哪个科哪位专家？请跟我来（到专家诊室，轻轻敲门）。××主任您好！这位××先生（女士）请您看一下。××先生（女士），这位就是××主任，您请坐	轻轻关上门离开。面带微笑，主动热情迎到门口
患者到专家诊室，专家不在或正在接诊	非常抱歉，专家有事暂时不在（或正忙），马上就回来（或一会就好），请您稍等片刻，请坐！您需要喝水吗？	面带微笑，态度和蔼、友善，送上一杯水
患者从诊室出来	您好！请让我来帮助您。（如果患者拒绝陪同）我们医院要求必须全程陪同服务，否则会受到批评的，请您给予理解。如果患者还坚决拒绝陪同，告知患者如有需要帮助，请随时找我们	主动、热情、诚恳、友善，全程陪同患者取药、检查
患者交费时	您好！您可以使用自助机缴费，可以这样操作	主动、热情、诚恳、友善
患者需要做治疗或输液	您好！请跟我来，您请进，您请坐	主动热情，面带微笑，帮患者拿药
当治疗需要排号等候时	真对不起，治疗正忙，请您坐下稍等（或到输液室先输液，您看好吗？），我会及时来告诉您，并送您去治疗。真不好意思，让您久等了，请多包涵	面带微笑，友善，商量的口吻，送上一杯水
门诊患者离开医院	请走好（您慢走）！祝您早日康复	面带笑容，友善

续表

服务场景	服务语言	行为动作
患者来办理住院	您好！请到住院部办理住院手续,在××楼,那儿有护士接待您	搀扶老年患者,帮助拿行李
患者提出意见或提出表扬	服务不周,请多指教。欢迎您对我们的工作提出宝贵意见,我们会不断改进和完善。请不必客气,这是我们应该做的	面带笑容,态度诚恳、友善
参观者(有陪同)	(迎)您好(或领导们好)！欢迎来到××医院。 (送)您(或领导们)请走好	双手自然下垂、交叉于小腹部,表情丰富,面带微笑
参观者(无陪同)	您好！请问您有什么需要帮忙的吗？现在各位专家门诊的时间,不便打扰。如您有特殊需要,请到行政楼办公室,会有专人接待您。感谢您的合作,请走好	双手自然下垂、交叉于小腹,表情丰富,面带微笑

当患者有以下表情或行为时,传递的是反对的信号,导诊员工在提供服务时应提高警惕,谨言慎行。

• 面部表情:表现出生气、紧张或者忐忑不安的样子,双眉紧锁,不再与你有目光接触,或目光斜视,伴随着低沉与消极的语调。

• 身体角度:突然起身,整个身体背向你或者缩紧双肩,身体向后倾斜,有"拒人以千里之外"或者"心不在焉"的感觉。一些患者用清嗓子、擦手、用力地捏耳朵、环顾左右等方式传递明显的抵制情绪。

• 动作姿势:双臂交叉并紧紧抱在胸前,握手乏力或作出拒绝的手势,双腿交叉并远离你。

当患者有以下表情或行为时,传递的是徘徊的信号,表示提供的服务与患者需求有差距,可请专业医护人员协助。

• 面部表情:迷茫或者困惑,躲避的目光,伴随着疑问或者中性的语调。

• 身体角度:朝远离你的方向倾斜。

• 动作姿势:双臂交叉,略显紧张,双手摆动或手上拿着笔等物品不停地摆弄着,握手乏力。

当患者有以下表情或行为时,传递的是可行的信号。

• 面部表情:轻松、微笑,目光接触直接且柔和,语调积极和富有情感。

• 身体角度:身体前倾,双手摊开,握手有力。

- 动作姿势：双臂放松，一般不再交叉，双腿交叉叠起并朝向你。

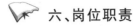 **六、岗位职责**

（一）迎宾服务

- 负责患者进出迎送，展示导诊风采。
- 时刻保持角色状态，遇有行为不便的老人、重病患者以及残疾人，要主动搀扶就诊，同时关照其他部门给予照顾和帮助。
- 让患者在不知不觉中感受医院的文化特色。

（二）咨询服务

- 导诊员工必须详细了解医院的科室设置，医生姓名，医疗特色，医疗设备的种类和特点，就医程序及环节，新近开展的医疗活动的具体情况等，以便向咨询的患者进行介绍，引导患者就医。
- 要以真诚的微笑，热情主动地接待患者，礼貌待人，有问必答，百问不厌，主动介绍医院概况、科室组成、医院设备及门诊各科情况等，以患者为中心，提高主动服务意识和窗口服务质量。

（三）引导服务

- 引导患者挂号、就诊、候诊，并为其提供检查路线、取药路线等指引。
- 对急诊、重症、老弱、行动不便又无陪伴的患者，使用平车（轮椅）或搀扶至相关科室，同时全程陪同就诊，帮助患者交费刷卡、取药。
- 对用担架抬来的急危患者，应立即协助送抢救室处理。

（四）方便就医服务

- 为不识字或看不清字的患者填写病历封面，指导就诊。
- 免费为患者提供开水及一次性水杯。
- 提供平车、轮椅租借服务。
- 负责发放健康教育资料。

（五）分诊服务

- 根据患者要求，简单问诊。

- 做到分诊合理，分科准确。

- 要知道每个医生的专业特长和接诊特点，疾病相对口，患者特点与医生特点相对应。导诊接待患者时，应按患者疾病的轻、重、缓、急及病种予以有序地挂号分诊。

- 对残疾、高龄、身体虚弱的患者应主动接待，合理安排就诊，优先安排检查、治疗。

- 对行动不便的患者，应主动上前搀扶，为其挂号并将其引导至就诊科室或交给下一位导诊引导至就诊科室。

- 对用担架抬来的急危患者，应立即协助送急诊科处理。

（六）医生诊室服务

1. 协调患者与医生的关系

- 合理调度患者，使患者听从门诊安排，营造良好的就诊环境和秩序。

- 观察候诊患者的病情变化，酌情予以提前诊治或送急诊室救治。

- 督促并维护公共卫生和保持环境整洁。

2. 安全职责

- 负责提醒患者保管好随身财物，提醒患者小心地滑。

- 遇雨天，负责将患者的雨具用塑料袋装好，防止雨水打湿一楼大厅地面。

- 发现形迹可疑人员，及时通知门诊保卫人员。

3. 信息收集与反馈

- 维护患者权利职责，反映患者意见与要求，及时与各方沟通，让患者满意。

- 若发现门诊管理的缺陷，积极提出改善门诊医疗服务的意见与建议。

- 在出现医疗纠纷时，及时将患者引领到医疗纠纷处理部门。

第三节 话务服务

话务服务即为了让患者在就诊时能够得到最大便利,为其提供咨询、需求、建议、投诉等各类服务反馈和回复渠道,如电话、电子邮件、短消息、微信等,最终实现一个电话解决患者及家属各类问题的服务平台。通过服务中心标准化、规范化的统一服务准则,提高患者满意度。

一、服务范围

通过后勤客服热线电话,统一受理医院所有行政所负责业务的需求、咨询、建议、投诉等。根据类别受理,并分流至相关业务模块处理,对问题进行跟踪、反馈、闭环管理。

二、服务标准

(一)声音运用

- 声调:应进入高声区,显得有朝气,且便于控制音量和语气。
- 音量:正常情况下,应视对方音量而定,但不应过于大声。
- 语气:轻柔、和缓,但非嗲声嗲气。
- 语速:适中,每分钟应保持在 120 个字左右。

(二)行为规范

- 接话过程中始终微笑服务,并保持良好的服务态度。
- 电话铃响起后 3 声内接听电话,主动向对方问候并报工号。
- 话音清晰,精神饱满,自然诚恳,语速适中。
- 耐心、细致、诚恳地对待客户。
- 禁用服务忌语,不粗暴对待客户。
- 不隐瞒差错,如发现回答咨询错误,应及时回拨并告知对方。
- 具有较好的专业知识,全面耐心地回答问题。
- 具有较强的解决问题的能力,能够详细、准确及迅速地处理咨询与投诉。

第四节　宿舍服务

宿舍服务即为维护医院宿舍的正常秩序,创造一个良好的生活休息环境,保证宿舍的安全和人员的身心健康。通过发布完善的宿舍使用信息、申请使用宿舍的条件、申请流程、宿舍管理部门联系方式及办理宿舍使用注意事项等,制定并实施宿舍管理规定。

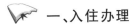 **一、入住办理**

- 申请人根据查阅宿舍信息后得到的反馈,按照要求办理住宿手续。
- 申请人履行申请手续,并将已完成审批流程的申请单提交宿舍管理员。
- 宿舍管理员收到申请单后,核实审批流程完整有效,参考实际状况为申请人安排宿舍。
- 宿舍管理员通知宿舍管理处,协同完成宿舍清洁及设备设施检查工作。
- 宿舍管理员协助入住人员办理完成入住手续。

 二、入住手续

- 清点核对宿舍内主要物品,形成翔实的记录。
- 检查记录能源计量,核对后由入住人员确认。
- 发放宿舍钥匙,由入住人员签收。

 三、日常管理

- 建立宿舍管理档案,保持信息持续更新,掌握宿舍实时使用状态。
- 及时更新发布宿舍管理动态,持续改进管理模式,供入住人员参考。
- 宿舍管理员定期对宿舍使用情况进行巡检,形成巡检记录,发现违反宿舍管理规定的行为要及时纠正和处理,记录违规情况,于宿舍管理部门存档备查。
- 宿舍管理人员负责协调服务热线,处理投诉事件。

四、退住办理

• 宿舍管理员根据退房申请单上填写的退房日期,提前两周与申请人核实确认。

• 如申请人需延长住宿时间,则要求员工重新提交入住申请,且应在原申请退房日期前一周完成新的申请手续。

• 如申请人如期停止宿舍使用,则由宿舍管理员实施相关退房程序。

• 退房当日,宿舍管理员协助申请人及宿舍管理方办理退房手续。

 五、退住手续

• 根据入住资料清点检查宿舍内主要物品,如有缺失、损坏,则按照医院规定处理。

• 签收宿舍钥匙或门禁卡。

• 记录退房信息。

 六、房态信息更新

• 根据医院日常员工宿舍入住及退房的人员流动量,定时更新住房人员表。

• 定期与管理部门回顾住房动态情况,对高峰期进行相关解析。

第五节 窗口服务

窗口服务即以人民健康为中心、以患者需求为导向,体现了医院的整体管理水平、服务水平,做一家有温度的医院。

 服务范围及要求

(一)特殊时期来访管控

• 核对外来人员接待信息,查验健康码。

（二）物品寄存

• 寄存在窗口的任何物品不可随意翻看、拿走及损坏。员工寄存物品时需在标签上详细填写姓名、科室。物品超过一件时,需填写多张标签。员工取物时,需仔细核对科室姓名后方可领走。

• 每天投递室送来的报纸及员工的信件不可随意翻看、损坏、遗失。

（三）物品投递接待

• 员工到窗口领取投递时必须仔细核对姓名、科室名称并在投递单上签字确认。

（四）窗口礼仪规范要求

• 统一着装,服装平整,女士淡妆上岗,工作时保持良好的精神状态。
• 站姿端正,面带微笑,语气温和,有礼有节。
• 不佩戴各类夸张的首饰。

（五）接听电话的规范

• 电话铃响起后3声之内接听电话。
• 电话接通后:您好！××窗口,请问有什么可以帮助您?

第四章

医疗废物管理

第一节 医疗废物管理标准

为了加强医院医疗废物的安全管理,有效预防和控制医院感染,防止因医疗废物而导致传染病传播和环境污染事故发生,确保医疗安全,保障人体健康。根据《医疗废物管理条例》等依据,制定了本医疗废物处理方案。

一、医疗废物管理规范程序

（一）术 语

医疗废物是指医疗卫生机构在医疗、预防、保健以及其他相关活动中产生的具有直接或者间接感染性、毒性以及其他危害性的废物。

（二）医疗废物管理规范

• 对从事医疗废物收集、运送、贮存、处置等工作的人员及管理人员,进行相关专业技术、安全防护以及紧急处理等知识的培训。

• 对从事医疗废物收集、运送、贮存、处置等工作的人员和管理人员采取职业卫生防护措施,定期进行健康检查;必要时,对有关人员进行免疫接种,防止其受到健康损害。

- 严格执行中华人民共和国国务院令第 380 号《医疗废物管理条例》、国家卫生健康委和生态环境部修订的《医疗废物分类目录(2021 年版)》和中华人民共和国卫生部令第 36 号《医疗卫生机构医疗废物管理办法》。

- 所有医疗废物均需要登记,登记内容包括医疗废物的来源、种类、重量或者数量、交接时间、处置方法、最终去向以及经办人签名等项目。要求登记资料至少保存 3 年。

- 禁止任何员工转让、买卖医疗废物;禁止在运送过程中丢弃医疗废物;禁止在非贮存地点倾倒、堆放医疗废物或者将医疗废物混入其他废物和生活垃圾中。

- 医疗废物按照《医疗废物分类目录(2021 年版)》分置于防渗漏、防锐器穿透的专用包装物或者密闭的容器内。

- 医疗废物专用包装物、容器均贴有明显的警示标识和警示说明。

- 院内医疗废物暂时贮存点通风良好,远离医疗区、食品加工区、人员活动区以及生活垃圾存放场所,设置明显的警示标识,有防渗漏、防鼠、防蚊蝇、防蟑螂、防盗以及预防儿童接触等安全措施。

- 医疗废物在院内暂时贮存点贮存的时间不超过 48 小时。

- 定期消毒和清洁医疗废物暂时贮存点及设施、设备。

- 医疗废物专用运送工具应安全、密闭、防渗漏、防遗撒,且严禁运送其他物品。运送工具使用后均要在指定的地点及时清洁与消毒。

- 医疗废物院内运送按照医院感染管理科指定的固定、合理的内部医疗废物运送时间及路线进行。

 二、医疗废物分类目录

医疗废物分类目录见表 4-1。

表 4-1 医疗废物分类目录

类别	特征	常见组分或废物名称	收集方式
感染性废物	携带病原微生物,具有引发感染性疾病传播危险的医疗废物	1.被患者血液、体液、排泄物等污染的除锐器以外的废物。 2.使用后废弃的一次性使用医疗器械,如注射器、输液器、透析器等。 3.病原微生物实验室废弃的病原体培养基、标本,菌种和毒种保存液及其容器;其他实验室及科室废弃的血液、血清、分泌物等标本和容器。 4.隔离传染病患者或者疑似传染病患者产生的废弃物	1.收集于符合《医疗废物专用包装袋、容器和警示标志标准》(HJ421)的医疗废物包装袋中。 2.病原微生物实验室废弃的病原体培养基、标本,菌种和毒种保存液及其容器,应在产生地点进行压力蒸汽灭菌或者使用其他方式消毒,然后按感染性废物收集处理。 3.隔离传染病患者或者疑似传染病患者产生的医疗废物应当使用双层医疗废物包装袋盛装
损伤性废物	能够刺伤或者割伤人体的废弃的医用锐器	1.废弃的金属类锐器,如针头、缝合针、针灸针、探针、穿刺针、解剖刀、手术刀、手术锯、备皮刀、钢钉和导丝等。 2.废弃的玻璃类锐器,如盖玻片、载玻片、玻璃安瓿等。 3.废弃的其他材质类锐器	1.收集于符合《医疗废物专用包装袋、容器和警示标志标准》(HJ 421)的利器盒中。 2.利器盒达到 3/4 满时,应当封闭严密,按流程运送、贮存
病理性废物	诊疗过程中产生的人体废弃物和医学实验动物尸体等	1.手术及其他医学服务过程中产生的废弃的人体组织、器官。 2.病理切片后废弃的人体组织、病理蜡块。 3.废弃的医学实验动物的组织和尸体。 4.16 周胎龄以下或重量小于 500 克的胚胎组织等。 5.确诊、疑似传染病或携带传染病病原体的产妇的胎盘	1.收集于符合《医疗废物专用包装袋、容器和警示标志标准》(HJ421)的医疗废物包装袋中。 2.确诊、疑似传染病产妇或携带传染病病原体的产妇的胎盘应使用双层医疗废物包装袋盛装。 3.可进行防腐或者低温保存

续表

类别	特征	常见组分或废物名称	收集方式
药物性废物	过期、淘汰、变质或者被污染的废弃的药物	1.废弃的一般性药物。 2.废弃的细胞毒性药物和遗传毒性药物。 3.废弃的疫苗及血液制品	1.少量药物性废物可以并入感染性废物中,但应在标签中注明。 2.批量废弃的药物性废物,收集后应交由具备相应资质的医疗废物处置单位或者危险废物处置单位等处置
化学性废物	具有毒性、腐蚀性、易燃性、反应性的废弃化学物品	被列入《国家危险废物名录》的废弃危险化学品,如甲醛、二甲苯等;非特定行业来源的危险废物,如含汞血压计、含汞体温计、废弃的牙科汞合金材料及其残余物等	1.收集于容器中,粘贴标签并注明主要成分。 2.收集后应交由具备相应资质的医疗废物处置单位或者危险废物处置单位等处置

　　说明:因以下废弃物不属于医疗废物,故未列入此表中,如:非传染病区使用或者未用于传染病患者、疑似传染病患者以及采取隔离措施的其他患者的输液瓶(袋),盛装消毒剂、透析液的空容器,一次性医用外包装物,废弃的中草药与中草药煎制后的残渣,盛装药物的药杯,尿杯,纸巾、湿巾、尿不湿、卫生巾、护理垫等一次性卫生用品,医用织物以及使用后的大、小便器等。居民日常生活中废弃的一次性口罩不属于医疗废物。

　　备注:以上资料来源于国家卫健委和生态环境部于2021年修订的《医疗废物分类目录(2021年版)》。

第二节　医疗废物在医院内的收集、运送

 一、医疗废物院内运送规范

　　• 各科室产出的医疗废物,医生、护士应按《医疗废物分类目录(2021年版)》收集于指定的包装、容器内,每天由医疗废物收运专员定时、定点用密封的专用运送车收集、运送到院内的医疗废物暂时贮存点,并在暂时贮存点进行交接、过秤、记录、签收(类别、数量、包装是否合格)。

　　• 医疗废物转运员每天从医疗废物产生地点将分类包装的医疗废物按照规定的时间和路线运送至内部指定的暂时贮存地点。

　　• 医疗废物转运员在科室与医疗废物暂存点交接医疗废物时,每一个环节均认真清点、检查、签收,相关记录保存备查。

• 医疗废物转运员在接收、运送医疗废物前，均检查包装物或者容器的标识、标签及封口是否符合要求，注意有无破损、泄漏，不符合要求的医疗废物不能运送至医疗废物暂时贮存地点。

• 医疗废物转运员在运送医疗废物时，能防止包装物或容器破损和医疗废物的流失、泄漏和扩散，并避免医疗废物直接接触身体。

• 医疗废物专用运送车是防渗漏、防遗撒、无锐利边角、易于装卸和清洁的。每天运送工作结束后，工作人员及时对运送工具进行清洁和消毒。医疗废物专用运送车应有明显标志，并提醒行人注意避让。

• 医疗废物专用运送车万一在途中发生意外而导致医疗废物泄漏、散落，运送员必须立即采取有效措施设置隔离标识，防止行人接近，同时电话通知医院感染管理科前来指导如何处置。

• 承担医疗废物运送工作的人员必须经过系统的医院废物管理知识培训，考核合格后方可上岗。

• 凡违反上述规定者，按有关制度和法律法规查处。

二、操作流程

科室根据医院相关规定对医疗废物进行分类，由专人在指定时间段上门按流程进行回收、运送（见图 4-1）。

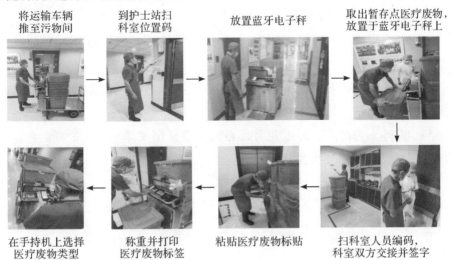

图 4-1　院内医疗废物回收、运送流程

物料工具:医疗废物专用运送车、围裙、手套、口罩、帽子、防滑雨鞋等。

作业对象:医疗废物

操作步骤:

- 穿戴好防护用品。
- 按规定路线开始收集垃圾。
- 收集、称重、确认(须与科室感控员一起确认)。
- 与收集科室交接登记。
- 按照规定路线,将医疗废物运送至医疗废物暂存间。
- 清洗运输车并填写记录。
- 结束工作,整理好工具并消毒双手。

三、注意事项

- 医疗废物收运专员按规定穿戴防护装置(手套、口罩、帽子)等;装卸时手提垃圾袋打结处,注意只抓住袋子顶部,不要挤压、环抱垃圾袋或托垃圾袋底部,避免意外扎伤。
- 医疗废物专用运送车在收集医疗废物时,一定要盖好垃圾车上的盖子。
- 查看医疗废物收集袋是否有液体泄漏到地面,如果有,要及时将漏到地面上的液体清理干净。
- 在清洁被泄漏液体污染的地面时,要先将抹布或拖布放入消毒液中浸泡消毒。
- 将污染的地面擦干净后,脏的抹布或拖布再放入消毒液中浸泡消毒一段时间后,用清水冲洗干净并晒干。
- 清运员工在清运医疗废物时必须采取封闭式运输,并按医院主管部门规定的时间、路线及操作规程执行。

第三节 医疗废物收集运送异常事件处理

 一、锐器伤的避免与处理

（一）避免锐器损伤的安全规范

- 严禁任何员工用手捡拾针头或其他有污染性的锐器。如果在收垃圾时发现有针头散落在锐器盒外，则应在医护人员的指导下用镊子将针头夹回盒内，如果散落的针头较多，则应立即上报科室及部门管理人员，在医护人员的指导下处理。
- 任何员工严禁进行锐器盒封口工作。
- 在收医疗废物时一定要佩戴公司发的橡胶手套。收垃圾时只能用两手拉住袋口两端进行扎口，且在垃圾袋满 2/3 之时务必收集，便于封口密闭。在提垃圾袋时，只允许提垃圾袋已扎袋口上端，不允许接触垃圾袋其他部位。任何人收垃圾时不能用手端垃圾袋的底部或将垃圾袋靠在自己腿部或身体其他部位，避免被锐器扎伤或被污染物感染。
- 严格按照院感防控要求分类收集垃圾，并分类运送，严禁混放。
- 在收医疗废物时，要检查垃圾袋是否扎口密闭并且无穿孔滴漏，避免污物污水流出。如有垃圾泄漏，应严格按照污物处理程序处理。

（二）职业暴露（锐器损伤）处理流程

- 如果在工作中不慎被针头或锐器刺伤，应立即上报科室及管理领导。
- 应保留好针头或锐器，以便调查其来源。
- 应在医护人员的指导下处理伤口。
- 伤口基本处理方法：应在伤口旁轻轻挤压，尽可能挤出损伤处的血液，再用肥皂水和流动水冲洗（禁止局部挤压伤口）；受伤部位的伤口冲洗后应用消毒液（如 75% 酒精溶液或 0.5% 碘伏）消毒；如果创面较大，应立即请医护人员帮忙处理包扎；如有进一步的不适，应及时就诊。

二、发生医疗废物泄漏的应急措施

当医疗废物在院内运送途中发生泄漏时,运送人员应采取以下措施。

• 立即对污染区进行隔离,严禁其他人员进入污染区,避免造成污染扩散和人员伤害。

• 对溢出、扩散的医疗废物现场迅速进行收集、清理处理。对液体溢出物应采用吸附材料吸收处理。

• 采取适当的安全处置措施,对泄漏物及受污染的区域、物品进行消毒或者其他无害化处置,必要时封锁污染区域,以防扩大污染。

• 清洁人员应当在做好卫生安全防护后进行清理工作,清理结束后,用具及防护用品应进行严格的消毒处理。

• 清洁人员必须对污染处进行消毒和清洁处理。

• 对发生的事故在采取上述措施的同时,应及时向医院院内感染科和医院总务科汇报;事故处理完毕以后,应向上述部门写出书面报告,报告内容如下:事故发生时间、地点、原因及其简要经过;泄漏、散落医疗废物的类型和数量,受污染的原因及医疗废物产生的单位;医疗废物泄漏、散落造成的危害和潜在影响;已采取的应急处理结果。

第五章

设施设备管理

第一节　设施设备管理标准

随着我国社会和经济不断发展,国内大型医院不断兴起,医院机电设备不断增加,如何保证设备安全、正常运行成为一项长期且重要的工作,是医院正常运营的根本。医院设备种类繁多,不仅有常见的供水、供暖、供电、供气、安防系统,还有行业特有的医疗气体系统、净化空调系统等,有的系统甚至还有放射性元素,这是医院后勤设备的特点。

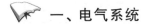 **一、电气系统**

(一)日常巡检工作基本要求

工作人员按照规定频率到指定地点对设备进行巡检(见表5-1)。

(二)定期维护保养及合规性检测

工作人员按照规定频率对设备进行维护保养及检测(见表5-2)。

表5-1 电器系统日常巡检工作内容

场所	高压配电室	主低压配电室	强电井	发电机组	不间断电源（UPS，Uninterruptible Power Supply)
巡检频率	1次/4小时	1次/4小时	1次/24小时	1次/24小时	1次/12小时
巡检项目	• 高压柜进线电压。 • 高压柜电流。 • 三相高压指示灯。 • 高压计量表读数。 • 各高压断路器的工作状态。 • 高压柜综合继电保护器报警情况。 • 变压器的三相绕组温度。 • 直流屏电压。 • 光字牌声光报警情况。 • 声音、味道有无异常。 • 环境温度和湿度。 • 门窗是否关闭、防鼠板是否就位	• 低压主进线开关电压。 • 低压柜主进线开关电流。 • 低压柜主进线开关工作状态。 • 低压柜主进线开关选择开关位置。 • 电容柜的功率因数不低于0.95。 • 声音、味道有无异常。 • 环境温度和湿度。 • 门窗是否关闭、防鼠板是否就位	• 配电柜和配电箱主进线开关电压。 • 配电柜和配电箱主进线开关电流。 • 配电柜和配电箱主进线开关工作状态。 • 母排和插接箱情况。 • 声音、味道有无异常。 • 环境温度和湿度。 • 门窗是否关闭、防鼠板是否就位	• 日用油箱和地下油库油位。 • 电动风阀或送排风机组情况。 • 机油液位。 • 散热器冷却液位。 • 水套加热器工作情况。 • 空间加热器工作情况。 • 发电机组报警情况。 • 发电机组手自动旋钮是否在自动位。 • 发电机的输出总开关是否在合位。 • 风扇和交流发电机皮带否正常。 • 发电机组启动电池电压是否正常。 • 电解液液位，需要补充蒸馏水。 • 门窗是否关闭，防鼠板是否就位	• UPS输入和输出电压。 • UPS输入和输出电流。 • UPS输出功率是否大于额定容量的80%。 • UPS有无报警信息。 • UPS机组散热风扇运行情况。 • UPS电池组充电情况。 • UPS电池组外观。 • UPS显示后备时间。 • UPS室内温度是否在25℃以内

表 5-2　电气系统定期维护保养及合规性检测要求

设备名称	频次	内容
高压系统	每年	真空断路器、阀型避雷器、高压电缆、变压器等耐压试验及保护校准
高压系统	每年	高压配电柜、高压电缆、变压器年度紧固和清洁
低压系统	每年	低压配电柜、二级柜、三级箱紧固和清洁
发电机	每2周	空载测试
发电机	每年	带载测试
发电机	每2年	更换机油、空气过滤器、机油过滤器、柴油过滤器
不间断电源	每季度	电池组放电试验
不间断电源	每年	假负荷测试
不间断电源	每年	主机及电池组紧固和清洁
避雷系统	每年	配合当地避雷所进行避雷检测
高压安全用具	每半年	高压个人保护用品(高压手套、高压靴、高压验电器)外检
高压安全用具	每年	高压用具(接地线等)外检
电气工具及仪表	每月	工作梯安全检查
电气工具及仪表	每半年	手持式电动工具内检。
电气工具及仪表	每年	电气仪表(万用表、钳形电流表、照度仪等)外检

（三）日常维修工作

工作人员在接到工单 15 分钟之内给予响应。一般故障维修不超过 2 小时,要求维修合格率为 100%。

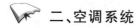 二、空调系统

（一）日常巡检工作

工作人员按照规定频率对设备进行巡检(见表 5-3)。

表 5-3　空调系统日常巡检工作内容

设备	制冷机组	冷却塔	冷冻泵/冷却泵	板式换热器	精密空调	变制冷剂流量多联式空调系统（Variable Refrigerant Volume, VRV）多联机	空调处理机组	送排风机组
巡检频率	1次/4小时	1次/12小时	1次/12小时	1次/12小时	1次/6小时	1次/12小时	1次/12小时	1次/1周
巡检项目	• 压缩机:运行小时数,油箱温度。 • 电机:线电流,线电压,功率,负载。 • 蒸发器:供水温度,回水温度,制冷剂压力,趋近温度（小温差）。 • 冷凝器:供水温度,回水温度,制冷剂压力,趋近温度（小温差）	• 冷却塔:运行模式,工作频率,运转声音,百叶外挂,料无异物挂地,皮带松弛地情况。 • 水箱:不亏水,水质清澈;集水盘内无异物;浮球阀内补水正常;塔周边加热及电伴热等（冬季）热正常;塔体周边无积水,地漏排水通畅	• 运行模式。 • 运行电流。 • 运行频率。 • 电机温度。 • 运行声音。 • 有无滴漏。 • 单向阀	• 冷冻水进出水温度。 • 冷冻水进出水压力。 • 冷却水进出水温度。 • 冷却水进出水压力。 • 有无滴漏	• 室内环境温度和湿度。 • 精密空调出风温度和湿度。 • 精密空调回风温度和湿度。 • 面板有无报警。 • 风机运转是否正常。 • 有无滴漏。 • 室外机运转	• 室内机:室内温度;有无滴漏。 • 面板设定温度,翅片清洁,运转声音。 • 室外机,风机运转;出风无遮挡	• 运行模式。 • 控制柜电源和电流。 • 新风阀,回风阀和送风阀是否开启。 • 风机运转及噪音震动情况。 • 电机运转。 • 皮带是否牢固,有无打滑或断裂。 • 过滤网压差传感器是否报警。 • 冷冻水供回水温度计显示	• 运行模式。 • 控制柜电源和电流。 • 风机运行及噪音震动情况。 • 电机运转。 • 皮带是否牢固,有无打滑或断裂

（二）定期维护保养及合规性检测（见表 5-4）

表 5-4　空调系统定期维护保养及合规性检测要求

设备名称	频次	内容
制冷机组	换季前	对系统进行全面大保养,保证机组正常运行
冷却塔	每月	风扇运行平稳,无异常振动;电动机及传动部分运行平稳,电流在额定值范围内且无异常发热
冷冻和冷却水泵	每月	水泵及电动机本体运行中无异常噪声、振动,电动机电流在额定值内且无异常发热现象
板式换热器	每半年	温度计、压力表是否正常;按热交换效率分析结垢状况
冷冻水及冷却水	每月	化学水处理,满足水质要求
精密空调	每月	主机运行可靠,温湿度在要求范围之内
VRV 多联机组	换季前	对主机全面检查,保证良好工况
空气处理机组	每月	皮带松紧检查,滤网定期清洁
风机盘管	换季前	风机工况及接水盘排水情况
送排风机组	每月	电动机及传动部分运行平稳,皮带松紧检查
冷却水	每月	浮球动作可靠,分水格栅有无老化,阀门及连接处无渗漏

（三）日常维修工作

工作人员在接到工单 15 分钟之内给予响应。一般故障维修时间不超过 2 小时,要求维修合格率为 100%。

三、给排水系统

(一)日常巡检工作(见表 5-5)

表 5-5 给排水系统日常巡检工作内容

设备	生活水箱	生活水消毒设备	生活水泵	排水泵
巡检频率	1 次/24 小时	1 次/24 小时	1 次/24 小时	1 次/15 天
巡检项目	·水箱内水位不低于80%。 ·供水阀门常开。 ·浮球阀工作正常。 ·液位传感器工作正常。 ·水箱检修口上锁完好。 ·水箱无溢流。 ·排水沟内无异物。 ·机房卫生	·紫外线灯工作正常。 ·臭氧发生器工作正常	·控制箱供电电压,电流正常。 ·供水压力正常。 ·水泵运行无噪声。 ·水泵运行温度正常。 ·水泵无滴漏	·控制箱供电电压、电流正常。 ·手自动旋钮需置于自动位。 ·集水坑内是否有杂物。 ·水泵运转是否正常

(二)定期维护保养及合规性检测(见表 5-6)

表 5-6 给排水系统定期维护保养及合规性检测要求

设备名称	频次	内容
生活水箱	每半年	清洁消毒,及水质检验
生活水泵及排水泵	每月	日常检查保养
	每半年	补充润滑油,检测电机绝缘电阻值,检测电动机额定电流值
化粪池和污水管路	根据人流量及化粪池体积规定频率	化粪池清运、管道疏浚
污水处理	每月	水质检测
隔油池	根据人流量及隔油池体积规定频率	清掏

（三）日常维修工作

- 接到工单 15 分钟之内给予响应。
- 一般故障维修不超过 2 小时，维修合格率 100％。

 四、空压机系统

（一）日常巡检工作（见表 5-7）

表 5-7　空压机系统日常巡检工作内容

设备	空压机	干燥机
巡检频率	1 次/24 小时	1 次/24 小时
巡检项目	·输出压力。 ·空压机机油油位。 ·储气罐排水。 ·空气过滤网。 ·安全阀。 ·机房温度	·露点温度显示。 ·冷凝水排水。 ·冷凝器是否清洁

（二）定期维护保养及合规性检测（见表 5-8）

表 5-8　空压机系统定期维护保养及合规性检测要求

设备名称	频次	内容
空气压缩机、 空气干燥机	每月	加载卸载压力，检查油温、液位、电子阀排水情况
	每年	更换液压油、空滤、油滤
安全阀、压力表	每年	周检

（三）日常维修工作

- 工作人员在接到工单 15 分钟之内给予响应。一般故障维修不超过 2 小时，要求维修合格率为 100％。

第二节 操作流程

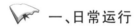 **一、日常运行**

（一）日常巡检

建立预防性主动巡检制度，安排人员主动到各个楼宇、设备机房巡视和检查，及时发现问题隐患，及时进行维修保养，保障院区内的各项设施、设备机房内的各种设备始终在正常状态下运转。

医院在设备维护管理的日常巡检上分两种形式操作：一种是项目设施巡检，路线覆盖整个后勤部门管理范围，要求 24 小时确保执行一次完整的巡检。另一种是设备系统巡视检查，主管根据设备系统所处的位置预先设定检查路线，员工定点定时按要求进行设备抄表，检查运行状态；根据设施设备的作业指导建立现场的巡检作业准则文件，以规范设施巡检、设备系统的检查工作。主要内容参照本章第一节的相关表格。

（二）纠正性维修服务

纠正性维修是指及时纠正已经出现的设备设施故障，使其恢复到最佳的运行状况。另外，着重强调由员工主动发现纠正性维修的需求，旨在减少医务人员报修情况的发生，尽可能避免分散临床的精力。

纠正性维修包括以下几个方面。

• 使用先进的排序系统，让后勤工程人员立即优先处理那些可能对安全和医院业务造成重大影响的设备设施问题。

• 使用维修申请程序，提供及时、准确的维护与修理历史记录。

• 使用互联网平台提交纠正性维修的电子申请及工作进度报告。

• 使用无线手持电脑，实时准确地生成和沟通纠正性维修工作单。

• 由工程技术员自己发现、追踪、报告纠正性维修事宜，推动与加强主动性维修工作的开展。

• 决定纠正性维修工作进展的报告机制。

• 提供在设备大修与更换之间作出抉择的信息基础。

(三)综合维修服务

1. 报修流程示意(见图5-1)

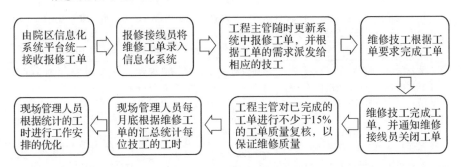

图5-1 报修流程示意

2. 服务等级划分定义

- A级(关键设备):需要在15分钟之内有响应的相关设备。
- B级(重要设备):处理不及时不会影响功能使用,但会有损坏加大的风险。
- C级(一般设备):可以按计划进行改善的设备或活动。

零星维修项目综合维修、给排水系统综合维修、建筑物及附属物综合维修、能源管理系统综合维修、纠正性维护服务要求分别见表5-9~表5-14。

表5-9 零星维修项目综合维修服务要求

	服务要求(服务等级)	服务承诺	测量工具
房屋土建及设备	急迫性小修项目(A):楼房厕浴间排污管道堵塞,室内给水系统小修、换管,通风管道堵塞,建筑物内所有门、窗故障等	自接到报修之时起15分钟之内有响应	• 零星维修投诉记录。 • 保修记录
	室内地面、散水(B):楼面或地面的块料面层松动的、散水严重破损影响其功能的,应修补;楼面或地面的块料面层损坏、残缺的,应修复;如磨损过薄而影响安全,应局部拆换	维修后应平整、光滑、接槎平顺;自接到报修之日起,1日之内处理或与报修人预约修复日期	• 日常维修计划的跟踪记录。 • 日常维修记录。 • 工程维修品质抽查记录
	室内墙面及顶棚(B):内墙、踢脚线及顶棚抹灰空鼓、剥落的,应修补	维修后的内墙面及顶棚应恢复原有使用功能,抹面应接槎平整、不开裂、不空鼓、不起泡、不翘边,面层与基层结合牢固	• 日常维修计划的跟踪记录。 • 日常维修记录。 • 工程维修品质抽查记录

续表

	服务要求(服务等级)	服务承诺	测量工具
房屋土建及设备	检修门窗(B):门锁损坏、门窗框松动、门窗扇开关不灵活、开焊、小五金缺损的,应进行修补、更换。自接到报修之时起15分钟之内有响应	维修后的门窗应开和关灵活、不松动,框与墙体结合牢固,五金齐全。玻璃装订牢固,窗纱绷紧,不露纱头。自接到报修之时起15分钟之内有响应	• 日常维修计划的跟踪记录。 • 区域日常维修记录。 • 工程维修品质抽查记录。 • 区域零星维修投诉记录
	清扫屋面、雨落管等(B):每年应将屋面、雨水口等处积存的杂物清扫干净。雨落管局部残缺、破损的,应更换	屋面应清扫干净,雨落管维修后应补齐五金配件;自接到报修之日起,1日之内处理或与报修人预约修复日期	• 日常维修计划的跟踪记录。 • 日常维修记录。 • 工程维修品质抽查记录。
	屋面补漏(B):屋面局部滴漏以致影响使用的,属于屋面局部补漏范围	屋面部补漏后应达到不再滴漏;自接到报修之日起,1日之内处理或与报修人预约修复日期	• 维修计划的跟踪记录 • 日常维修记录。 • 工程维修品质抽查记录
上下水系统	室内给水系统小修、局部换管(B):建筑物户表以内管道锈蚀脱皮的,应清除干净后,做防锈处理;管道锈蚀严重的,应予以更换。给水系统漏水的,应进行修理;严重的,应予以更换;零件残缺的,应予以补齐	经修缮的给水系统畅通,部件应配备齐全,无跑、冒、滴、漏现象,能正常使用	• 日常维修计划的跟踪记录。 • 日常维修记录。 • 工程维修品质抽查记录
	卫生设备(B):卫生设备及配件残缺的,应配齐;破损的,应维修	修缮后应做到给排水畅通,各部位零件齐全、灵活、有效,无跑、冒、漏、滴等现象,能正常使用	• 日常维修计划的跟踪记录。 • 日常维修记录。 • 工程维修品质抽查记录
	排水、排污管道等(B):楼房排污管道堵塞、排污不畅通的,应疏通;配件残缺的,应补齐	楼房排污管道经疏通后,应达到排污管道畅通,不滴水,井体、池体、井圈、井盖、池盖完好	• 日常维修计划的跟踪记录。 • 日常维修记录。 • 工程维修品质抽查记录
供配电设备	配电设施(B):①配电柜;②配电箱;③配电盘	元器件齐全,显示正常动作可靠,接地良好	• 日常维修计划的跟踪记录。 • 日常维修记录。 • 工程维修品质抽查记录
	室内设备(A):①闸具;②电源插座;③开关;④灯头;⑤灯泡;⑥灯管	正常使用;自接到报修之时起15分钟之内有响应	• 日常维修计划的跟踪记录。 • 日常维修记录。 • 工程维修品质抽查记录
	配电线路(A):①导线;②支持物	绝缘良好、完整、可靠;出现故障15分钟之内有响应	• 日常维修计划的跟踪记录。 • 日常维修记录。 • 工程维修品质抽查记录

续表

服务要求(服务等级)	服务承诺	测量工具
400V以下配电	(1)专业人员日常巡查(包括公共照明和宿舍内照明系统、应急照明、开关、插座、电扇、变速器、空调、空调遥控器等),确保电气正常运行,照明正常。 (2)每日巡检楼内低配间配电装置、管线、表具、指示灯和保护装置等,外张贴标志明显,检查记录完整;对个别房间、教室(非系统性)电线线路进行定期整理、检修、更换	(1)电气正常运行,照明正常。 (2)对不合规的电线线路相关设备进行定期整理、检修、更换	• 日常巡检记录。 • 报修记录。 • 维修记录。 • 工程维修品质抽查记录

表 5-10　给排水系统综合维修服务要求

服务要求(服务等级)	服务承诺	测量工具
给水等级	①泵房间的日常操作及养护工作。 ②泵房间的定期巡视,保证水泵、电柜等设备的正常运转,发现故障及时向物业管理客服中心报修。 ③配合做好经医院批准的其他部门的施工,开关泵房,提供取水、服务等	(1)每日由专人对水泵房进行巡检,保持控制箱、泵房整洁,各类指示灯信号正确、有效,照明正常,阀门无渗水现象,巡检记录完整。 (2)屋顶水箱加盖上锁,定期巡查,建立登记卡,水箱每年定期清洗2次;配合做好经医院批准的其他部门的施工。 (3)对给水管道、盥洗室设备、水龙头、水阀及浴室冷热水设备进行日常巡检,定期养护管理	• 日常巡检记录。 • 报修记录。 • 维修记录。 • 工程维修品质抽查记录
排水(A)	屋面落水、室内外落水、明沟落水、道路落水、雨水井排放、管线疏通(除外因管路老化、建筑物、路面沉降而引起的管路破裂、堵塞)等设施的日常管理、维护与安全防范	(1)确保设备设施的正常运作,对容易外溢的排污管做定点巡检,发现堵塞及时疏通,发现渗漏破损及时报修。 (2)每季度对排水系统(包括管线、附件等)进行检查,定期进行防锈油漆	• 日常巡检记录 • 报修记录 • 维修记录 • 工程维修品质抽查记录

69

表 5-11 暖通系统综合维修服务要求

服务要求(服务等级 B)	服务承诺	测量工具
(1)建立中央空调设备或VRV空调设备管理档案。 (2)空调安装和冷媒水的有效管理。 (3)对区域内的中央空调、VRV空调进行定期巡查和管理,配合专业维保单位进行养护工作。 (4)对空调安装、拆移机管理做好跟进、登记,每月汇总信息报至院方	(1)供热、供冷设备管线及终端设备的保养、维护、保洁及报修。 (2)日常设备巡检,杜绝设备跑、冒、滴、漏现象。 (3)重视系统设备的维护保养,积极采用节能新技术。 (4)合理开发配置资源,制定可行的节能降耗方案。 (5)根据四季的不同变化,优化中央空调系统的运行模式和参数,保证中央空调系统达到最优的能效比。 (6)制定节能管理制度和标准,以保证节能降耗目标的实现。	• 日常巡检记录。 • 报修记录。 • 维修记录。 • 设备维护保养计划及记录。 • 工程维修品质抽查记录。 • 设备履历表

表 5-12 建筑物及附属物综合维修服务要求

服务要求(服务等级)		服务承诺	测量工具
建筑本体(B)	(1)对区域内所有物业结构、屋面、外墙面、装饰等进行定期巡查,若发现损坏,书面报院方。为使物业能保值,物业管理中心每半年提交一份房屋质量报告或建议维修计划。 (2)对公共部位门窗、玻璃、窗叶、门锁等公共设施,定期检修、及时维修。 (3)每年对避雷接地系统巡检一次,确保系统正常;定期对晾衣架、车棚进行巡检,发现问题及时修复	(1)对校园公用部位进行巡查和维护,并做好书面记录。 (2)及时处理设施的异常情况。 (3)每半年提交一份房屋质量报告或建议维修计划。 (4)每年对避雷接地系统巡检一次,确保系统正常	• 日常巡检记录。 • 房屋质量报告。 • 维修计划。 • 报修记录。 • 维修记录。 • 工程维修品质抽查记录
附属物(B)	(1)对房屋共用部位、院铭牌、院门、围墙围栏、道路、广场、平台、通道、桥梁、明沟、窨井、停车场、停放点、休闲景点设施、喷水系统、垃圾桶、草坪灯、景观灯、路灯、高杆灯、地灯、音响系统、宣传橱窗、告示牌、标识等设施日常管理巡检和维护,对路灯、花坛灯、告示牌等定期检修、养护,有计划地油漆。 (2)对公共部位门窗、玻璃、窗叶、门锁等公共设施定期检修、及时维修。 (3)对区域内的下水道、化粪池、屋顶、天沟进行定期清理、杀菌	(1)对校园公用部位进行巡查和维护,并做好书面记录。 (2)及时处理设施的异常情况。	日常巡检记录。 房屋质量报告。 维修计划。 报修记录。 维修记录。 工程维修品质抽查记录。 培训记录

表 5-13　能源管理系统综合服务要求

（服务等级）服务要求	服务承诺	测量工具
照明（A）	对电力设备设施,同样遵循节能降耗措施。监测相关能源系统数据,及时处理异常情况,维护控制系统正常运行。每月梳理空间管理,对闲置区域及时关闭相应的能源系统	（1）严格遵循节能降耗措施。除工程人员外,对安保人员、清洁人员等也进行培训。巡楼时,及时关闭走道、大厅的公共无人区的照明。监测相关能源系统数据,及时处理异常情况,维护控制系统正常运行。 （2）配合能源办做好与上级（电力）公司的日常沟通和突发事故的应急处理	• 培训计划和记录。 • 日常巡检记录。 • 能源记录表。 • 能源周报和月报
动力设备（B）	（1）合理开发配置资源,制定可行的节能降耗方案。 （2）根据四季的不同变化,优化中央空调系统的运行模式和参数,保证中央空调系统达到最优的能效比。 （3）制定节能管理制度和标准,以保证节能降耗目标的实现	（1）建立主要用能设备台账,记录并分析历史用能数据。 （2）及时发现异常用能设备,制订改进计划。 （3）制定节能管理制度和标准,以保证节能降耗目标的实现。 （4）进行节能宣传,提高员工的节能意识	• 日常巡检记录。 • 能源记录表。 • 能源周报和月报
供水、供气（A）	（1）每周定期抄录院区范围内的一级计量（生活用水、消防用水、燃气）表具,每月抄录院区范围内二级及楼宇内计量（生活用水、消防用水、燃气）表具,并汇总后书面（电子版）送能源办。 （2）根据院区内一级、二级及楼宇内的计量表具抄录情况,进行简单汇总分析;根据数据变化,及时发现管道漏水点并汇报;根据数据汇总情况,每月上报简单的数据分析简报。 （3）当院区内有违规用水、用气情况发生时,物业公司有权马上制止,并上报物业办、能源办	（1）每月对各级计量表进行统计和分析并报送能源办。 （2）及时发现和通报异常用水、用气情况。 （3）积极配合能源办开展节能改造工作。 （4）配合能源办做好与上级（上水、燃气）公司的日常沟通及对突发事故的应急处理	• 日常巡检记录。 • 能源记录表。 • 能源周报和月报

表 5-14 纠正性维护服务要求

（服务等级）服务要求	服务承诺	测量工具
电工维修（B） （1）更换及检查整理各配电间、泵房、楼宇公用部分内各类电气电线、电缆（如 2.5～185mm² 等）。 （2）更换及修理各配电间、泵房、楼宇公用部分内各类开关（如单联开关、双联开关等），插座（二眼、三眼、五孔插座、空调插座等）。 （3）更换及修理各配电间／泵房／楼宇公用部分内各类空气开关（如 1P、2P、3P、40A、63A 等）。 （4）更换及修理各配电间各电柜、泵房控制箱、楼宇公用部位控制箱内各类设备（如接触器、保险丝、铜排铝排、电器元件等）。 （5）更换及修理各配电间、泵房、楼宇公用部位内照明日光灯、灯泡、节能灯、通风排气扇等。	按服务要求提供电工维修服务，并做好记录和反馈工作。	• 日常维修计划的跟踪记录。 • 日常维修记录。 • 工程维修品质抽查记录
泥工维修（C） （1）粉刷补各配电间及泵房间内墙面、涂料、管道油漆等。 （2）更换补各配电间及泵房间内地坪、地砖等。 （3）新砌或修理各泵房间内引水明沟等。 （4）维护、修理各泵房间内地面蓄水箱箱体，更换及修理箱体内瓷砖等。	按服务要求提供泥工维修服务，并做好记录和反馈工作。	• 日常维修计划的跟踪记录。 • 日常维修记录。 • 工程维修品质抽查记录
木工维修（C） （1）更换及修理各配电间及泵房间内标示牌等。 （2）更换及修理各配电间及泵房间内木门锁等。 （3）更换及修理各配电间及泵房间内木门、木窗等。 （4）更换各配电间及泵房内木门玻璃、木窗玻璃等。	按服务要求提供木工维修服务，并做好记录和反馈工作。	• 日常维修计划的跟踪记录。 • 日常维修记录。 • 工程维修品质抽查记录

续表

（服务等级）服务要求	服务承诺	测量工具
钣金铁工维修（A）	（1）更换及维修各配电间铁门、铁窗等。 （2）更换及维修各配电间铁门锁等	按服务要求提供钣金铁工维修服务，并做好记录和反馈工作	• 日常维修计划的跟踪记录。 • 日常维修记录。 • 工程维修品质抽查记录
铝合金塑钢维修（A）	（1）更换及检修各配电间、泵房间、楼宇公用部位内铝塑类门、窗等。 （2）更换及维修各配电间、泵房间、楼宇公用部位内铝塑类门锁、窗锁等	按服务要求提供铝合金塑钢工维修服务，并做好记录和反馈工作	• 日常维修计划的跟踪记录。 • 日常维修记录。 • 工程维修品质抽查记录
水工维修（A）	（1）更换及维修各泵房间及楼宇公用部位内各类上水管（Φ25、Φ32、Φ40、Φ50、Φ75、Φ100、Φ150、Φ200等）。 （2）更换及维修各泵房间及楼宇公用部位内各类上水阀门（Φ25、Φ32、Φ40、Φ50、Φ75、Φ100、Φ150、Φ200等）。 （3）更换及修理各泵房间地面蓄水箱及楼宇公用部位内上水吸水管等	按服务要求提供水工维修服务，并做好记录和反馈工作	• 日常维修计划的跟踪记录。 • 日常维修记录。 • 工程维修品质抽查记录
机泵工维修（B）	更换及修理保养各泵房间内生活水泵泵体（如电机、线圈、培根、密封圈、轴承、轴套、叶轮等）	按服务要求提供机泵工维修服务，并做好记录和反馈工作	日常维修计划的跟踪记录 日常维修记录 工程维修品质抽查记录

（二）工程部维修材料出入库流程（见图 5-2）

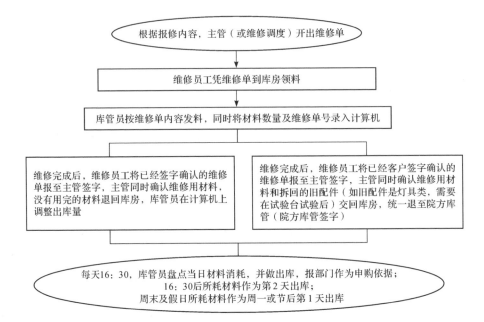

图 5-2　工程部维修材料出入库流程

二、医院设备维护保养方案

（一）预防性维护（preventive maintenance，PM）

预防性维护主管负责人力成本、工时成本的核算与计划。

- 拟定预防性维护标准及计划。
- 跟进预防性维护计划，实施具体维护工作。

预防性维护保养内容样表见表 5-15。

表 5-15　预防性维护保养表

系统	设备编号#	描述	功能	关键分值
暖通空调（Heating，Ventilation and Air Conditioning，HVAC）	×-×××-× ×　×-×/×-×××	风机盘管	盘管管内流过冷冻水或热水时，与管外空气换热，使空气被冷却、除湿或加热，来调节室内的空气参数	0

续表

保养内容	保养标准	保养类型	保养频次
检查回风过滤网的脏堵情况，清洗或更换过滤器	无积尘、无堵塞现象。如无法清洗，则半年更换一次	检查清洁	半年
检查机组水流量、进出水压差、水温	保证进出水为机组设计压差、温度	检查清洁	半年
检查管路并打开放气阀排除空气	管路放气，无积气产生水锤现象	调校	半年
检查管路保温	保温完整，无凝结水	检查	半年

(二)预防性维护标准工作流程

样表见表 5-16。

表 5-16　预防性维护标准工作流程

序号	作业程序	持续时间/分钟	负责人	总需求时间/分钟	技术员人数	材料	数量	单位	工具	数量	单位
1	佩戴 PPE	5	空调技术员	10	2	N/A	N/A	N/A	安全帽、手套、安全鞋、口罩等	2	套
2	准备工具	5	空调技术员	10	2	N/A	N/A	N/A	梯子、安全绳、标准工具	1	套
3	准备物料（零配件）	5	空调技术员	10	2	保温棉\棉布，垃圾袋	若干	件	N/A	N/A	N/A
4	通知使用部门停机检修	5	空调技术员	10	2	N/A	N/A	N/A	N/A	N/A	N/A
5	停机停电，挂牌上锁，办理高空作业许可证	10	空调技术员	20	2	N/A	N/A	N/A	安全锁具，标牌，标准工具	1	套
6	关闭冷冻水进回水管道阀门	5	空调技术员	10	2	N/A	N/A	N/A	梯子、标准工具、标牌	1	套

续表

序号	作业程序	持续时间/分钟	负责人	总需求时间/分钟	技术员人数	材料	数量	单位	工具	数量	单位
7	检查回风过滤网的脏堵情况,清洗或更换过滤器	20	空调技术员	40	2	N/A	N/A	N/A	标准工具、梯子	1	套
8	检查机组水流量、进出水压差、水温	10	空调技术员	20	2	N/A	N/A	N/A	标准工具、梯子	1	套
9	检查管路并打开放气阀排除空气	5	空调技术员	10	2	N/A	N/A	N/A	标准工具、梯子	1	套
10	检查管路保温	5	空调技术员	10	2	保温棉	若干	平方米	标准工具、梯子	1	套
11	清洁设备和周围环境	5	空调技术员	10	2	棉布,垃圾袋	若干	件	N/A	N/A	N/A
12	恢复设备初始状态,打开水阀,通电,并检查水路有无漏水	5	空调技术员	10	2	N/A	N/A	N/A	N/A	N/A	N/A
13	解除警示,开机运行,确认空调正常运行	10	空调技术员	20	2	N/A	N/A	N/A	N/A	N/A	N/A
14	通知使用部门,空调已经恢复正常运行状态	5	空调技术员	10	2	N/A	N/A	N/A	N/A	N/A	N/A
		100		200							

(三)可靠性维护

设施运行维护工作中的可靠性维护分为以下几个方面。

• 关键设施预测性检查与维护:在设备设施管理工作中,部分设备将通过实时状态或操作参数(如温度等)信息来执行基于条件的维护计划。这些参数为实时读数,需要实时对其进行监控,可通过创建计量点,评估设备瞬时读数。

- 按照法律要求、行业标准或制造商的建议,如读数不在许可范围内,外部系统将收集该计量点数据,维护系统将创建计量凭据来记录读数信息并创建维护申请。此方面功能可通过楼宇自控系统(building management system,BMS)等数据化运营手段得以实现。

- 同时,医院各专业工程师及时分析各类关键设备的运行数据,根据参数变化及现场运行状态判断设备的劣化趋势,必要时可通过专业的工具和设备(如热成像仪、振动仪等)进行状态判断,为预防性维护或设备大维修提供参考依据。

(四)预防性维护工作步骤

各项目在设施管理工作建立预防性维护工作的主要步骤有以下几个。

1. 建立标准完善的设备管理台账。

2. 收集并建立设施系统及其设备的预防性维护信息,信息包括以下几个方面。

- 确认所在地方或国家对主要设备的法规限制,如安全系统测试周期、特种设备强制检测周期等。

- 评审原始设备制造商所建议的预防性维修周期。

- 按规定的预防性维修与原始设备制造商和(或)法定规定进行差异分析。

- 根据"项目设施维护策略作业指导"考虑维护策略(预防性维护、预测性维护、前瞻性维护)。

- 规划出对现场状况及关键资产的特定作业计划。

- 预防性维护频次制定。

- 参与维护的人员信息。

- 设备的系统归类、组合。

- 维护的安全事项。

- 维护的备品备件。

3. 预防性维护必须按以下优先次序执行。

- 法定预防性维护。

- 关键环境预防性维护。

- 非关键环境预防性维护。

(五)设备台账

样表见表 5-17。

表 5-17　设备台账样表

系统	设备描述	标识/图纸	备注
电气	高压柜	201-2	高压 1# 主进线隔离开关
电气	高压柜	201	高压 1# 主进
电气	高压柜	49	高压计量
电气	高压柜	211-T1	
电气	干式有载调压变压器	T-1	
电气	2000KVA 发电机		
电气	低压配电柜		4# 冷机
电气	低压配电柜		双电源切换
电气	低压配电柜	T1	低压主进开关 1QF
电气	低压配电柜	QF12	低压母联

 ## 三、关键环境管理

任何一种技术或其他人口密集的关键应用和过程中的位置以支持任何生产或业务流程,如果部分或全部提供的"不可用",会对医院的业务有重大的财务的负面影响的设施管理"环境"称之为关键环境。

在生产或业务流程中,如部分或全部的技术、应用或位置"不可用",会对医院的业务有重大的负面影响,该设施管理的"环境"被称为"关键环境"。

(一)关键环境的识别

要求在确认关键设备之前,必须先根据关键环境的定义进行关键空间确认。在完成确认后,必须确认其与之关联的设施。大多数时候,需要维护的主要设备并非与临床的主要业务或生产直接有关。例如,实验室温湿度失控往往与空调主机、管道及楼宇自控系统(BMS)相关。

1. 确认关键空间或环境。

2. 评估医院所有的设备列表。

3. 评估服务空间,确认有关的主要设备。

4. 进行核算,确认主要设备。

5. 记录设施资产资料。

6. 对设施资产进行评估并记录关键资产状况评估识别(critical asset condition,CAC),用于确认设施资产的运行状况(见表 5-18)。该状况的数据值可用于设施资产更换计划、专项维修计划、主要零部件采购计划,以及运行或维护预算和服务等级协议。

表 5-18　关键资产状况评估识别

CAC	说明	评估	标准
5	优等	目前的维修及支援作业足以维持现有的运行状态	维护管理作业充足
4	良好	需要最低限度的维修,以维持现有的运行状态	低于 30 分钟的人工,如上一次评估跌至本级,便需要进行维修评估
3	一般	上一次的评估为 4 级,并仍需要维修,以维持现有的运行状态,需要进行维修评估	状态一般,但需要小维修,即需要纠正性维修作业,以恢复至适当状态,需要维修评估
2	差劣	需要进行重大维修以达到运行要求,须考虑重置(维修成本及重置成本对比)	对维修成本及重置成本进行评估,需要进行维修评估
1	废弃	资产或可废弃,但可能需要维修,即进行强制性检查及评估价值	废弃

(二)关键环境的零部件识别

1. 设施主要零部件通常不需要定期更换,但必须要有备件。储备主要零部件有多个合理原因,主要原因为可预测性、易损性以及可得性。判断某设施系统的持续性运行是安全、经济稳定运行的关键,是该系统必须储备足够的主要零部件。

2. 如果零部件被视为危险物品,则其有关贮存决定必须遵守法规,保障环境的影响以及安全规定。另外,亦应该考虑未来的处置成本及问题。

3. 供应商保存主要零部件最低数量之要求,应被建议列入供应商管理协议及关键性能考核。供应商必须对主要零部件提出专业的建议。

以下是主要零部件贮存的程序。

- 评审主要设施设备,并咨询原始设备制造商及供应商专家的建议。
- 确认零部件是否可能发生故障。
- 确认零部件是否可能导致系统故障。
- 确认系统故障是否限制关键环境的使用及运行。
- 确认零部件是否会发生周期性故障。
- 确认零部件的采购周期。

第三节　岗位职责

 一、工程经理

工程经理的主要工作职责包括以下几个方面。

- 组织医院设施管理服务标准程序的实施。
- 根据质量评估结果和行动计划持续改进设施管理服务程序。
- 向医院中高级领导征求意见,了解并解决其所关心的问题。
- 及时发现并解决显而易见的质量和安全问题。
- 根据新老员工的工作技巧培训和工作技能回顾培训程序,培训并发展主管及以下人员。
- 利用医院内外的各种资源提高士气,激励并创造所领导人员的团队精神。
- 遵守既定的预算指导方针,负责财务预测、监督支出、控制部门预算。
- 管理物料的采购和库存。
- 培训并与员工沟通医院标准工作程序和过程,以确保提供有效的工程服务。管理员工编制和下属的绩效。

 二、工程主管

工程主管的主要工作职责包括以下几个方面。

- 协助工程经理执行医院设施管理程序。
- 培训并与员工沟通医院标准工作程序和过程,以确保提供有效的设施管理服务。

- 计划并管理员工的日常工作,确保遵守正确的设施管理工作程序和生产率标准,所分配的工作按计划按时完成,且遵守安全、个人的仪容仪表及卫生标准。
- 及时解决日常的设施设备管理问题。
- 向医院管理部门征求需改进设施管理服务的区域。
- 协助部门经理根据新老员工的医院工作技巧培训和工作技能回顾培训程序,培训并保留员工。
- 协助部门经理利用各种资源提高士气,激励并创造所管理的员工的团队精神。
- 协助部门经理监督物料的使用情况,以确保工具和物料达到正确的库存量。

 ### 三、工程领班

工程领班的主要工作职责包括以下几个方面。

- 协助主管执行医院设施管理程序。
- 培训并与员工沟通医院标准工作程序和过程,以确保提供有效的设施管理服务。
- 协助主管计划并管理员工的日常工作,确保遵守正确的设施管理工作程序和生产率标准,所分配的工作按计划按时完成,且遵守安全、个人的仪容仪表及卫生标准。
- 及时解决易见的设施问题。
- 向医院管理人员征求需改进设施管理服务的区域。
- 协助主管根据新老员工的医院工作技巧培训和工作技能回顾培训程序,培训并保留员工。
- 协助主管利用各种资源提高士气,激励所管理的员工的团队精神。
- 协助主管经理监督物料的使用情况,以确保工具和物料达到设定的库存量。

四、各类技术人员

（一）木　工

木工的主要职责包括以下几个方面。

· 完成一些必要的工作，以保证内外维修状况良好，并且进行和（或）监督小型建设和整改工程。

· 保持高标准的外观环境。

· 建立蓝图存档系统，对所有的内、外建筑、装饰材料进行分类，即：结构材料、内/外墙建筑材料及有关的装饰材料（油漆、染色、墙面覆盖材料等）。

· 建立充足的、有组织的库存，包括建筑材料、内/外装饰材料（油漆、染色、墙面覆盖材料、地板材料、天花格栅和瓷砖、普通用品等）。

· 建立家具库存系统，确定零配件采购供应商。

· 妥善存放易燃物品和建筑材料。

· 正确进行筑墙、表面准备工作。

· 以灵巧、专业的方式进行工作。

· 遵循安全防范规则。

· 正确使用、清洁和报废各种工具、物品和设备。

（二）油漆工

油漆工的主要职责包括以下几个方面。

· 完成一些必要的工作，以保证内外维修状况良好，并且进行和（或）监督小型建设和整改工程。

· 保持高标准的外观环境。

· 建立内外表面材料的库存系统，对这些材料进行分类，如油漆、染色材料、墙面装饰材料等。

· 建立充足的、有组织的材料库存，如油漆、染色材料、墙面覆盖材料、物料等。

· 妥善存放易燃物品。

· 正确进行表面处理工作。

- 以灵巧、专业的方式进行工作。
- 遵循安全防范规则。
- 正确使用各种工具、物品和设备。

（三）瓦 工

瓦工的主要职责包括以下几个方面。

- 建立蓝图存档系统，对所有的内外砖石建筑、装饰材料进行分类，包括内、外砖石建筑、人行道、停车场/车库及地板材料等。
- 建立充足的、有组织的砖石建筑材料、内外装饰材料库存，包括砖石地面、砖石筑墙材料、水泥、石子、砖块和普通材料等。
- 建立库存系统，确定物品采购供应商。
- 正确进行表面处理工作。
- 以灵巧、专业的方式进行工作。
- 遵循安全防范规则。
- 正确使用各种工具、物品和设备。

（四）电 工

1. 主要职责

- 安装、维修各主要系统、分支系统和部分电气系统，保证这些系统能够按照当地和本省法规，以安全的操作方法进行维修保养。
- 对电气系统故障作出快速反应，以最大限度地缩短故障时间。
- 保证各设备区域处于良好工作状态。

2. 标准操作程序

- 制定维修、保养程序并遵照执行。
- 监控油箱系统，保证在长时间停电的情况下项目有充足的清洁燃油供应。
- 按照当地和（或）本省法规测试主变系统、变压器和断路器板，以最大限度地减少由元件问题或过载问题而产生的停电事故。
- 所有的一次变电系统、二次变电系统、变压器、断路器板、接线盒盖上都贴上标签，标明供应区域。

- 制定并执行安全用电程序。

3. 故障排除

- 对所有关键的电气系统、分支系统和元件做好备件库存工作。
- 确定能够提供 24 小时服务的维修（供应）商。
- 迅速查明停电原因，并通知直接主管，快速恢复正常供电。

4. 设备与设施

- 建立蓝图索引系统。
- 所有的变更与增加都要在图纸上标明。
- 保持设备区域的清洁。
- 正确使用、存放、丢弃工具和物品。
- 以灵巧、专业的方法做任何工作。

（五）管 工

1. 主要职责

- 安装、疏通、维修各主要系统、分支系统的管道系统，包括控制阀在内，保证这些系统能够按照当地和政府法规，以安全的操作方法维修保养。具备与管道系统有关的消防法规知识。
- 对管道系统故障作出快速反应，以最大限度地缩短故障时间。
- 确保各种设备与设施保持良好工作状态。

2. 标准操作程序

- 制定维修、保养程序并遵照执行。
- 压力容器许可证有效。
- 监控水处理试验，并按照生产和水处理公司的建议加以调整。消防阀门要按照当地和（或）本省法规的有关规定保证常开。

3. 故障排除

- 对所有关键的管道系统和元件做好备件库存工作。
- 确定维修（供应）商（包括挖掘服务公司）能够提供 24 小时服务。
- 管道系统及其零配件保持良好的维修保养状态。

4. 各种设备与设施

• 确保各种设备与设施保持良好的工作状态。

（六）暖通工

暖通工的主要职责包括以下几个方面。

• 安装、维修各主要系统、分支系统和暖通系统,保证这些系统能够按照现行维修保养程序和当地政府法规进行维修保养。

• 对暖通系统故障作出快速反应,以最大限度地缩短故障时间。

• 确保各种设备与设施保持良好的工作状态。

• 制定维修、保养程序并遵照执行。

• 建立过滤器工作日志制度,用于更换过滤器。

• 绘制出楼顶/楼宇的设计图纸,标明各暖通系统的位置(包括排水/风系统,带有维修保养编号),并张贴在显眼的地方,供设备保养与维修部门使用。

• 确定各暖通系统所供应区域,制作出标牌。安装在各系统和(或)装置上。

• 在所张贴的楼顶/楼宇设计图上要标明哪些暖通系统装有消防装置、哪些装有应急电源。

• 确定哪些需要安装消防探测装置和(或)应急电源的暖通系统,制作标牌并安装在各有关系统和(或)装置上。

• 确定各暖通系统和(或)排水/风系统的断电器、电机启动器等,并适当地贴上标签。

• 确定各暖通系统和(或)排水/风机主断电器的位置,制作标牌并安装在各系统和(或)装置上。

• 制定封闭作业程序,并遵照执行。

• 监控水处理试验,并按照生产和水处理公司的建议加以调整。

（七）锅炉工

1. 主要职责

• 遵循标准生产操作程序、保养程序以及当地政府法规进行锅炉系统的操作,以保障系统的安全。

- 对任何故障作出快速反应,缩短锅炉故障时间。
- 保持锅炉房与设备外观整洁。

2.故障排除

- 做好所有关键部件的库存工作。
- 确定维修商能够提供 24 小时服务。
- 确保备用锅炉系统要保持良好的工作状态,当主锅炉系统出现故障时,可以马上投入使用。

(八)综合维修工

综合维修工的主要职责包括以下几个方面。

- 完成必要的工作,使建筑内外处于良好的维修状态。
- 完成电工、水暖工的工作,使建筑处于良好的维修状态。
- 建筑物外表得到高标准的维护。

 五、工程文员

工程文员的主要职责包括以下几个方面。

- 同内外部门协调与合作:以有效和专业的方式与各部门一起工作。
- 沟通:以有效和专业的方式与经理、主管、员工及其他部门进行沟通。
- 数据处理:及时准确地完成各种数据录入工作。
- 报告:有效、准确地处理各种报告。
- 文件管理:专业、整齐地管理和组织文件记录系统。

第四节　未来发展

 一、在线报修管理

随着信息化时代的到来,更便捷高效的信息传达方式更易被医护人员所接受,使"有效触达"交互式功能得到了最大体现。较多常用应用程序的用户习惯于关注公司公众号获取资讯、反馈相关信息。医院可研发常用应用程序交互式报修平台,医务人员通过关注医院公众号可随时随地提交报修服务需求、查询报修状态、投诉和建议等。

其可实现的主要功能如下。

- 提交报修信息:报修时间、地点、内容、图片、联系方式、备注信息等。
- 查询报修状态:等待受理、未受理(未受理原因)、已受理(受理人及时间)、受理完成(评价)。
- 服务质量评价:技术能力、响应时间、服务态度等。
- 提交投诉信息:投诉类型、投诉内容、联系方式等。

其功能优势如下。

1.更便捷、更直观

- 报修类型和楼栋、楼层为下拉菜单选择项,无须手动填写,可自行补充详细地址,常用地址由系统自动保留,无须再次输入。
- 报修类型可下拉菜单选择,也可用手机直接扫二维码获得。
- 提交时间可自动获取。
- 可上传照片,更加清晰和直观。

2.快速响应、事件升级、质量稽核

- 所有的投诉或建议都第一时间到达管理后台,客服人员立即接收并响应。
- 来自医护的投诉和建议自动抄送给后勤部门进行事件升级。

 二、节能减排

在"碳达峰、碳中和"战略指引下,积极推行"绿色低碳"是实现"双碳"目标的重要引擎,节能降耗是评估后勤服务质量的重要指标之一。越来越多的医院在寻找提高能源利用率和降低碳排放率的有效措施,包括改进基础设施、运营和预算。在未来,医院绿色可持续性运行仍将是医院后勤管理者的重要课题。

三、专业人员

专业人员的短缺,加上医院维护需求的增加,促使后勤人员努力探索新的解决方法。后勤管理将向综合设施管理的方向进化,需要重新定义业务流程和深度建立战略伙伴关系。

第六章

医院园林绿化建设管理

第一节　院区园林绿化的作用与意义

　　钟灵毓秀的山川大地、博大精深的历史文化,孕育出源远流长、积淀深厚的中国园林体系,不论是作为园林雏形的苑囿,还是逐渐发展形成的古典园林的各种形态,其核心功能都在于通过模拟自然形成的园林景观,营造人类亲近自然的氛围,从而使人类的身心得到愉悦,疲劳与压抑得到缓解,促进人类心理健康、减少患病。

　　时至今日,社会不断发展进步,人们已从重视物质层面的满足向对美好生活向往的追求转变,更加重视自身健康。由此,园林绿化环境越来越受到人们的重视。医院是患者治疗疾病的场所,是城市展示其医疗能力的核心区域,其园林绿化承载的更多是协助患者康复、展示医院良好的管理秩序及提升院区整体形象的功能。

　　1984 年,罗杰·乌尔里希(Roger S. Ulrich)在《科学》(*Science*)杂志上发表了一篇名为《病室外景物对手术恢复的影响》(*View through a Window May Influence Recovery from Surgery*)的论文。他着重地比较了两组患者,一组患者的房间窗外有"树风景",另一组患者的房间窗外有"墙风景"。据临床数据显示,房间窗外有"树风景"的患者,术后住院时间更短,来自护士的负面评价较少,中度至强力镇痛剂用量较少,术后轻微并发症的评分略低,从而说明自然风景园林对健康恢复有着积极的作用。这也奠定了康复园林作为新型医院园林景观形式的基础,显著影响了当今医院的设计。医院的园林绿化环境除引导交通、美化环境、创造良好的就医空间等环境效益外,更应注重健康效益,为仍能行动的术后患者、处于疗养阶段的康复者提供一些安静、阳光充足、精致优美的园林绿化景观,使其在身体与精神上得到满足,从而可以用更加积极的心态去面对疾病,促进身体痊愈。

不仅如此,如同前面所提及的,医院园林绿化也是医院展示自身服务水平的重要窗口。"以患者为本"的医院管理理念在国内已经盛行数十年,医院园林景观已然成为普通民众判断一个医院整体实力的依据之一。在国内城镇化不断发展的进程中,众多医院形成了空间饱满、较有历史感的老院区,也形成了规模宏大、现代时尚的新院区。不论规模大小、医院新旧,医院管理者在实施医院园林绿化管理过程中,都必须要注重医院文化的传承,在有限的园林空间内加载院史简介、变革历程、名人篆刻、院标院铭等内容,普及健康知识,倡导健康理念,形成富有自身特色的院区文化,使得园林绿化景观成为医院一道靓丽的风景,真正实现无医院感的院区目标。

一方水土养一方人,一方山水有一方风情,园林景观极具地域性,在管理、营造和改建园林景观时,应充分考虑地域因素,必须因地制宜、师法自然,必须遵循适地适树原则,结合生态学原理开展工作,这样既能突出当地的文化特色,又能保持绿化景观的稳定性,更能显著降低后续的维护管理成本。每个城市都有城市造园的特色,在院区景观管理过程中应充分考虑地域特征才能在城市中达到和谐状态。如笔者所在的杭州市崇尚自然风景式的造园手法,特别是在西湖景区周边,园林景观以传承中国古典园林形式为主,因此,在院区建设园林景观时也多以传承中国古典园林形式为主。

总而言之,园林绿化景观是医院建设管理的重要组成部分之一,是改善人们就医环境、突出医院特殊文化、为患者与医务工作者提供优美环境的重要载体,只有用持之以恒的管理措施、与时俱进的服务理念,才能确保我们的院区园林绿化景观始终为广大患者、医务工作者所接受。

第二节　院区园林绿化建设管理基本思路

 一、科学规划布局

园林绿化景观的设置应考虑其建筑功能、人流状况，在管理过程中首先要明确绿地的功能定位，在新建或改建期间同步设计绿地的功能，合理布局，才能满足整体院区建设工作的需求。

1.园林绿地应视其所在位置，安排不同形式的园林景观。如入口景观，需要简明、大气、通透，具有较强的交通引导作用，以展示院区特征为主；而住院部周边的景观，则应适当体现围合感，突出人性化设置，突出康复花园的实施理念，同时应合理考虑绿化装饰遮挡液氮、空调、空气净化设备等构筑物，在整体设计中合理布局，才能体现绿地在不同区域的不同功能状态。

2.不论是新院区建设还是旧院区改建，园林绿化都是室外工程的最后一道工序，必须先考虑楼宇的功能变更、室外构筑物及其相关设施情况，再制定方案，在土建工作、市政工作基本完成的基础上实施，优先满足停车功能、人行功能，结合实际情况设置绿地，以免造成重复建设、交通组织复杂、后期管理难度加大等情况。

3.新建院区首先应满足本地区绿地率达 35% 以上的指标，同时应视医院周边服务人数、年龄结构、发展趋势等，预留好后续发展与提升空间。改建的院区应根据内部空间实际情况，在满足交通组织与建筑构筑物需求的基础上，适当开辟垂直绿化、屋顶花园等空间，同时做好医务工作者、患者休憩区引导标识标牌，适时解决院区园林绿化空间不足的问题。

 二、彰显文化内涵

医院园林绿化景观的服务对象主要是本地区的医务工作者与患者，因此将凸显园林景观的地方特色、宣传健康理念与医院发展历程相结合，才能更好地展现院区特色景观，避免数院一面，避免与一般性公园绿地景观无差别。

1.尽可能遵循适地适树、因地制宜的指导原则，开展园林绿化景观营造与管理工作。植物品种具有较强的物候性,结合本地区的园林景观特征与造园手法,融入本地区的文化特色,才能形成具有本地区特色的医院景观。

2.园林绿化管理中应注重医院自身发展历程与文化元素的融入。医院园林绿地在改造重塑的过程中,应充分考虑医院文化在医院园林中的作用。医院文化有着医院园林与医院本身黏合剂和催化剂的作用,让人一进入医院园林就能感受到医学文化和医院自身文化。19世纪以后,现代医院纷纷建立,不少医院涌现了许多名人名事,社会影响力很广,在园林景观中以篆刻、雕像等形式,结合景墙、亭廊、铺装等,展示院区的发展历程、卓越贡献人物,可以在打造优美环境的同时提升医院形象、扩大医院影响力。

3.医院作为大型的救死扶伤的场所,作为培养医学人才的基地之一,传播健康知识、倡导健康理念、普及健康文化是其承载的社会功能之一。药用植物传承自中国中医文化,适当地引入药用植物简介、突出药用植物特色,既是宣传地区文化的一种手段,也是在打造园林景观的同时普及相关药学知识,创建医院特殊的环境景观。①可考虑中草药植物在医院园林中的应用,并设置植物标识牌,普及和发扬中草药文化,甚至可在医院绿地的部分区域建造"百草园"之类的草药园;②可围绕医院文化布置一些园林小品,如医学界名人的雕塑、宣传医学文化的文化景墙、传统中医和现代医学器材的雕塑等,此外,还需讲好本医院发生过的文化故事。

三、强化人性关怀

园林绿化景观的营造与管理,其核心问题是要解决空间感。空间可以影响人的感受和行为。从人性关怀角度考虑,在身体健康时,各类交流、接触自然等行为是自发性活动;而在术后、疗养康复阶段时,接触自然与他人交流成了必要性活动。因此,要从患者的角度考虑各类休憩空间营造,以及老龄人、幼儿因特殊性行为所产生的空间需求。

1.视觉是人们感知世界最直观的方式,人类对外界的感知主要由视觉完成。因此,管理者首先应着眼于营造精致、整洁的园林绿化休憩空间的视觉效果。同时,嗅觉、听觉、触觉等是人类获取感知的来源。在园林绿化栽植管理过程中,应通过修剪、整形等方式,增加芳香类植物的开花量,延长花期,满足人类的嗅觉感知;适当增加浆果类植物栽植,以吸引鸟类,满足人类的听觉感知;在水景区设置一定的喷泉或者跌水效果,保持水体洁净,从而满足人类在嗅觉、听觉等方面的需求。

2.在园林绿化景观设置中,既要考虑医务人员、患者锻炼的便捷性、空间形式的丰富性,又要营造能够容纳 2～3 人的小型空间,保障私密空间。要充分考虑社交环境空间的营造,让患者能感受到有别于病房、病区的相对舒适的交流空间,使其更加愿意加入沟通交流活动。通过园路设置、铺装形式、景观构筑物、室外家具(座椅、小品等)、服务设施(标志标识、照明系统)等人性化的建设,创造一个无障碍通行、低危险源的园林绿化环境。

四、融入绿色理念

党的十八届五中全会提出要牢固树立绿色发展理念,表明绿色发展将成为中国发展战略与发展政策的主流。医院是社会公益事业的集中表现区域之一,必须要宣传和践行绿色发展理念。对院区的园林绿化建设管理而言,绿色发展理念不仅包含生态型材质的绿色环保,更应考虑便捷性管理措施、与闹市区噪声分隔、生态型栽植等方方面面,要形成一个低维护、可持续的生态型院区园林绿化,才能持之以恒地保持景观特色。

1.园林绿化景观的管理是辅助性的医院管理,既要美观实用、特点突出,也要强调低维护成本、可持续发展。在建设管理过程中,不能只追求美观而忽视后期管理的投入。在实际管理过程中,有极少数院区依托大面积栽植时令花卉、租摆大量的盆栽植物、种植众多的造型树木来凸显园林绿化景观,这样后期的管理成本也大大增高,不仅消耗了医院大量的后勤资金,而且实际上可维护性还很差,一旦失去高额资金的投入,景观效果就显著下降,这是不科学、不合适的。院区园林绿化景观应尽可能使用适应本地区生长的树木,林荫区与光照区分开,并分别配置符合生态要求的植物,高处宜栽植耐旱乔木,局部采用常绿造型树、时令花卉点缀。景观中减少不耐腐材质的使用,增加透水性材料的使用,控制强反光材料应用,可以确保一定程度的地表渗流,从而促进整体园林景观的生态发展。

2.医院普遍人员密集,周边交通流量较大,城市的喧嚣、夜间灯光的污染易给患者造成极大的不适。院区园林绿化建设应尽可能在边缘绿地种植高大、深根性的常绿树种,以减弱噪声与室外照明的影响;在建筑物周边种植低矮植物,保障建筑物取光。医院宜选择常绿树种作为院区的主干树种;在地被管理营造时,宜采取常绿地被或实行暖冷复播类型的草坪,以确保景观状态稳定；各类机械作业必须严格控制时间段，降低机械噪声的影响，从而保障整个院区处于宁静、和谐的状态。

第三节　医院园林绿化建设管理的具体内容

 一、园林植物管理和养护

医院园林植物的管理和养护，与其他公共绿地的植物管理和养护类似，但也有自身的特殊性。医院园林绿地是医院外环境的重要组成部分，起着改善环境生态、美化院区的作用，绿地内园林植物的管理和养护品质直接影响患者的身心健康。医院园林植物的养护在严格遵循园林植物本身的生长习性、立地条件、当地气候条件的同时，也要围绕医院的特殊性作出个性化的调整。

（一）乔木类

乔木、亚乔木、大灌木作为医院绿地的骨架，也是医院园林最重要和最根本的组成元素，它承载着医院的历史，也能表现医院的文化。因此，在医院园林绿地管理和养护中，应根据每株树木的不同生长习性作出相应的养护方案。

医院园林绿地是病患、病患家属及医务人员日常通行、休憩的重要区域，消除绿地内的危险源是绿地管理和养护中至关重要的工作，树木的倒伏、枯枝掉落及影响行人通行的枝条等都是绿地内的危险因素。因此，整形和修剪工作是消除绿地危险源的重要管理养护措施。树木的修剪有两个重要时段。①树木生长季的修剪：通过夏季修剪，促使植株体内养分、水分、激素等生长所需物质合理分配，见效比冬季修剪快。夏季修剪可以合理、及时地改造或保持树冠造型，调整树冠枝条密度，改善通风透光条件，从而提高园林树木的观赏效果和保持合理的花果量。沿海地区在入夏前需要对根浅枝茂的树木进行适量的疏松修剪，以防夏季台风造成树木倒伏、树枝断折。②树木休眠季的修剪：随着冬季气温下降，园林绿化植物逐步由生长期转入生长缓慢期和休眠期，休眠期的树木生理代谢转弱、营养物质消耗少且储存的营养物质丰富,有利于伤口的愈合,是最佳的修剪时期。常绿乔木休眠季修剪主要是清理枯死树枝、内膛枝、徒长枝及竞争枝等影响树木生长及树形美观的树枝;落叶树种休眠季修剪主要是修剪伤枝、病枝、枯枝,保持树体挺拔;行道树主要修剪成开放型的,使树枝向四周空间平行伸展,修掉(锯掉)向上生长的树枝(徒长枝),使其没有向上生长的主干。无论生长季修剪还是休眠季修剪,都应遵循树木本身的生长特性。

水分和养分是植物生长五个基本因素中可人为直接干涉的两个因素,水肥管理也是医院园林植物管理和养护最根本的工作。①早春浇水:可使早春萌动的植物及时萌动。②夏秋季抗旱浇水:夏秋干旱季节应全面投入抗旱浇水工作,以维持医院内园林植物正常生长。③定根水:树木种植后应彻底浇透一遍水,提高新种植树木的成活率。施肥工作应将有机肥与化学肥料配合使用。有机肥作为基础肥料,在生长季末或生长季初,结合土壤耕作施用。其目的在于为树木生长发育创造良好的土壤条件,满足作物对营养的基本要求。在追肥过程中,则选择化肥。在植物的生长季前、开花植物的开花季前,可以增加土壤中的有机质含量,还能保证所需要的各种营养元素达到标准的有效含量,以此达到相辅相成的效果,给植物提供生长整个时期的营养力。

在现代医院园林建设中,园林植物品种的选择极为丰富,往往会种植适应不同气候、不同立地条件的树木,这些不同的树木在医院园林中会出现难以适应当地气候和立地条件的情况。因此,应根据医院园林绿地内树木的抗性、客观影响因素等作出相应的防护措施。①低温防护:常用的低温防护措施有根部培土、石硫合剂涂白防寒、包干(稻草等)、保暖材料束缚树冠防寒等。②高温防护:较为常用的措施有两个。一是搭荫棚,常用苇帘、遮阳网等进行防晒降温处理;二是降温,常用的措施有增加环境湿度、喷雾、喷水等。③其他防护措施:包括对树木皮层和木质层受损的防护,树干保护等。a)防护树木皮层和木质层受损:可用锋利的刀把伤口削成上下呈锐角的椭圆形,再将受损皮层和受损木质层以外较为完好的树皮和木质层伤口边缘削平,随即喷洒石硫合剂原液消毒,然后涂防水层。此外,还可以通过桥接、根接的方法进行修补和复壮。b)树干保护:有些树木枝干下垂或倾斜,有劈裂倾斜的危险,应及时采取加固措施。

（二）草坪类

草坪是园林绿地的"皮肤"。良好的草坪景观效果既能体现医院园林绿地管理的养护水准，也能给人带来直观的极佳的视觉感受，可以有效提升医院整体形象。草坪管理主要包括以下几个方面。

1.灌溉

草坪的灌溉主要应考虑灌水时间、灌水量以及土壤性质等。在夏季高温季节，草坪灌水应避免在中午或晚上进行，以防止因高温或高湿度而引起的病害。当土壤湿润到 10～15cm 深度时，草坪草就可能有充分的水分供给。另外，草坪草需水量的大小还受土壤性质的影响，黏质土壤、沙质土壤对灌水量及灌水次数均有不同的要求。

2.修剪

修剪是高质草坪的一个重要管理措施。其遵循的基本原则为"剪去量 1/3"。第一次修剪在草坪草长到 7cm 左右时进行，对草坪适时进行修剪，可促进草坪草的分蘖和增加草坪密度。成熟草坪在返青前进行修剪，可促进草坪提早返青。适当使用草坪矮化剂，可减少剪草次数，促进分蘖，增加草坪密度，提高草坪草的抗逆性。当草坪受到不利因素胁迫时，要适当提高修剪高度，以提高草坪草的抗性。不同草种建植的草坪修剪高度不同；且因其用途不同，草坪修剪高度亦有所不同。此外，草坪修剪的质量取决于所用剪草机的类型、修剪方式及修剪时间等。

3.追肥

对于草坪管理来说，施肥与灌溉、修剪同样重要。在草坪生长季节，施肥以磷、钾肥为主。过量施用氮肥会促进草坪草茎叶迅速生长，大大增加剪草次数，使草坪草细胞壁变薄，组织软而多汁，并减少养分储存，从而导致草坪草的耐热、抗旱、抗寒和耐践踏性降低，抗病能力降低。因而在高温、高湿季节尽量避免施用氮肥，施肥应以钾肥为主。施肥次数应视土壤状况而定，一般每个生长季节施肥 3～5 次，每次施肥量为 5～10g/m^2。

草坪肥料的使用计划取决于所建植的草坪的草种组成、人们对草坪质量的要求、生长季的长短、土壤质地、天气状况、灌溉频率、草屑的去留、草坪周围的环境条件（遮荫程度等）等方面。有经验的管理人员可根据草坪草的外部表现确定草坪的肥料供给水平。

4.草坪防护

医院是人流极为密集的场所,且行人多较匆忙,医院草坪多有人为踩踏造成的破坏,因此,草坪防踩踏破坏也是医院绿地管理的重点,可采取警示标牌、围栏围护、疏堵结合等几种方式。①警示标牌:如在草坪内或草坪边上设置"爱护小草做文明市民""禁止入内""请勿践踏"等标语。②使用围栏围护:使用铁艺围栏、防腐木围栏等做好围护来防止人为踩踏。特殊注意,围栏材料及样式切勿有锐角等,以免有安全隐患。③疏堵结合:草坪之所以会被人为踩踏,是因为医院园林绿地规划得不合理,没有以人为本地设计。为解决一些经常被人为踩踏的现象,甚至人为踩出一条路的情况,可将其适当改造成通道,既解决草坪踩踏问题,也能改善医院交通。

(三)花卉类

花是人们对美好期许的象征,美好的花卉体现人们的美好祝福。医院是病患聚集的场所,医院园林绿地是病患及其家属等待、休憩、通行的重要区域。因此,花卉植物的选择应着重考虑花卉象征的寓意,如象征健康长寿的长寿花、寓意平安的平安树等。此外,还需注意不要选择传统习俗中祭奠用的菊花、香味太过刺激的百合等给人视觉、嗅觉等带来不好感受的植物。

花香能给人带来愉悦的感受,使人放松。"芳香疗法"是一种运用自然疗法的新型医疗保健方式。芳香植物不仅能起到美化、香化、绿化、净化环境的作用,而且能使人们的情绪变得比较平静、安稳,减轻焦虑感、紧张感,有助于身心疾病的康复。还有很多植物可以分泌挥发性成分,这些挥发性成分可经由空气传播,由嗅觉、触觉等刺激对人体的生理和心理产生积极有益的影响。在医院园林景观的植物配置中需要强化和凸显这些特殊种类植物对人们心理和生理的调节作用,以帮助病患早日脱离病痛困扰。因此,合理选择芳香植物,使医院园林植物起到协助医疗的作用。

许多植物有良好的抑菌、吸收有害气体的作用,医院内部植物摆放应多考虑此类植物,如吸收二氧化硫、二氧化氮、氯气等有害气体的文竹,能杀死空气中的结核杆菌、痢疾杆菌、伤寒杆菌的茉莉花等。

医院室内植物摆放还应根据区域选择植物。医院的门诊、住院、辅助部门、行政管理等区域,由于设施的功能不同,要按各功能区的特点进行选择。

(四)绿化管理应急类

园林管理和养护工作,属于"看天吃饭的行当",受各种自然灾害影响,会出现不同程度的应急事件。为及时、有效、妥善地处理园林绿化管理和养护过程中可能发生的地震、台风、洪水、汛情等自然灾害或者其他意外事故造成绿化植物的损毁、破坏等突发事件,保证医院园林景观优美和人身及公共财产的安全,确保绿化养护质量合格,应当制定对各种应急事件的应急预案,如防汛抗台应急预案、雪灾应急预案,对机械农药伤害也应制定相应的应急预案。

(五)病虫害防治类

医院是对安全性极为敏感的公共场所。园林植物养护过程中所使用的药物、机械等有着不同程度的安全隐患,因此,在日常管理中应当将这些安全风险降至最低,甚至消除安全隐患。

园林植物病虫害防治是农药使用的最主要功能,通过推广应用生态调控、生物防治、物理防治、科学用药等绿色防控技术,不仅有助于保护生物多样性,降低病虫害暴发概率,实现病虫害的可持续控制,而且有利于减轻病虫危害损失,有效防止农药使用过多而造成耐药性和污染,更进一步降低了安全风险。

医院园林植物管理中,修剪、打药、灌溉等都需要使用园林机械,在日常的园林机械选择上,应当选择低噪声、不使用汽油的新型机械,在使用园林机械时更要加强安全防护及警示。

 二、园林设施管理与维护

(一)绿化生长损坏类

医院园林绿地内,除园林附属建筑设施外,还有其独有的医疗气体、污水处理、医疗废物收集处理站、液氧站等,另外还会有变配电、锅炉房、雨污水系统管网、标识标牌等配套设施。园林植物具有很强的生长性,随着种植时间的加长,不断生长的枝干和根系会对周边建筑物、构筑物及相关配套设施造成不同程度的破坏。如何管理好植物生长与周边配套设施的关系,除规划设计时科学的搭配园林植物品种外,在日常的管理和养护中,还应加强巡查力度,对生长速度快、根系发达的树木做好相应台账,在重要建筑物、构筑物及相关配套设施周边做好阻根层,防止根系造成破坏。此外,合理的修剪整形可有效预防植物枝干对周边建筑物、构筑物及相关配套设施的破坏;对可能形成安全隐患的树木,可按当地法律法规申请重修、迁移或者砍伐。

（二）园林构筑物维护类

医院绿地内的园林建筑、雕塑喷泉、园路广场以及照明灯等基础设施维护良好,保持整洁,无墙面破损、路面残缺、油漆剥落等,小修小补要及时,木质结构的亭廊等每 2 年油漆 1 次。桌椅、垃圾桶、指示牌、围栏等园林设施要完整、安全,破损的要及时维修和更换,缺损应在 3 天内完成修补。绿化隔离带护栏、侧石、花坛、行道树树穴等所有绿地设施每日巡查 1 次,重点地区和重点路段每日巡查 2～3 次;如发现损坏,当日整理安置好,3 天内完成修补。所有绿地设施要随时保持整洁。

园林附属设施长期在户外受风雨、日晒侵蚀,会逐渐出现损坏和陈旧。园林设施损坏后,其使用功能大打折扣,同时影响景观。对损坏的园林设施要及时维修。对园林设施,应定期进行翻新,使其保持亮丽的景观。特别是对铁质和木质结构的设施,要结合翻新分别做好防锈或防腐工作。对褪色、模糊不清的指示牌,要及时更换。对园林小品应定期翻新,使其始终保持良好的艺术形象。

 三、园林绿化改建与提升

（一）绿地率指标控制

《城市绿化条例》（2017 年修订）中附件一"城市绿化规划建设指标的规定"第五条第四款规定,医院绿地率不低于 35％。另《综合医院建设标准》（建标 110－2021）第三章第十七条规定,综合医院绿地率应符合当地规划的有关规定,新建综合医院应有较完整的绿化布置方案,设置相应的室外活动场地,绿地率不宜低于 35％;改建、扩建综合医院绿地率不宜低于 30％。各省市对绿地指标会有不同,例如,浙江省将医院绿地指标提高至 40％。

（二）功能景观完善

医院园林绿地内活动的人群多为病患,他们的出行、活动往往存在各种不便。为方便患者和工作人员利用医院园林绿地,并提升医院的整体形象,需在医院园林绿地内配置各种功能性构筑物,这些构筑物的要求有以下特点。①安全感:有充足的照明,在偏僻的区域设置求救设施,设置扶手、座椅,避免使用沥青等强反光铺装材料。②舒适性:病患通常对温度较为敏感,需要在空间中设置光照区和庇荫区,以及被植物和建筑遮蔽起来的座椅,可设置可以平躺的座椅(为站立困难的病患提供方便)。③静谧性:使用园林音箱、隔音材料隔断等掩蔽空调和交通的噪声。④灵活性:构筑物的设置应充分满足不同功能、不同时间段、不同时期、不同人群的需求。⑤可持续性:照明设施宜采用太阳能供电,水景设施宜对雨水、空调水等进行循环利用。⑥特殊性:如考虑视觉障碍病患的需求,可在医院园林绿地内各种设置盲文,给予这些患者引导和说明;医院绿地内各种休憩平台、园路需设置无障碍通道等。

（三）植物品种选取

医院园林植物品种的选取应本着无害和有益的原则。园林植物在医院中的作用有以下几个方面:①滞尘、降温、保湿、净化空气等作用,创造宜人的微气候环境;②调整和改善人的机体功能,发挥辅助治疗的作用;③观赏、美化的作用;④限定各功能空间边界的作用;⑤吸收与反射声。

除充分考虑园林植物这些功能的前提,以及适地适树、耐修剪、适应性强等一般性原则外,园林植物的选择还要符合医院的特殊环境要求,要考虑安全性、景观性及经济性。①安全性:医院绿化首先要求选用病虫害少、无污染环境的脱落物、无刺激性气味、无飞絮的树种;其次,选择能够分泌杀菌素的树种,许多树木能分泌杀菌素,降低患者被感染率。对结核杆菌等病菌有较好抑制作用的植物有松科、柏科、槭树科、木兰科、忍冬科、桃金娘科等,这些树种在生长期每天能吸收大量二氧化硫,排出大量氧气,还能分泌大量杀菌素,能杀死白喉、肺结核、霍乱和痢疾等病原菌,避免交叉感染。②景观性:树种的美观性包括树木的姿态优美、质感细腻以及叶色或花果有特殊变化树种和植物。通过不同的搭配,组合形成不同特色的植物景观。尤其在住院部,植物配置应有明显的季节性,使长期住院的患者能感受到自然界的变化。常绿树与花灌木应保持一定的比例,一般为 1：3 左右,使植物景观丰富多彩。要考虑季节的变化,选择那些在一年四季中不断变化开花的植物,可以强化人们对生命节奏与循环的认识。③经济性:植物造景在园林植物选择上应强调植物群落的自然适宜性,以保障园林植物在施工养护管理上的经济性,减少在园林施工及养护管理过程中需费时费工、费水费肥、消耗过高、人工性过强的植物景观设计手法。此外,适地适树也是保障植物造景经济性的重要手段。选用适应医院所在地区气候、土壤等立地条件的园林植物,也在一定程度上节省了绿化、养护等成本。

医院园林植物的种植方式应照顾到医院特殊环境、特殊人群的需求。离噪声源较近的区域,应密植植物,阻断噪声的干扰。另外,在绿地内不同的动静区域之间也要通过植物的方法来隔离。利用地形,创造安静的环境,可以通过将场地下沉处理,来实现我们对安静环境的要求,例如我们通常将需要安静休息的休闲空间处理为下沉的空间,这样不仅可以创造较强的领域感,而且能减少外界噪声的干扰。交往空间的创造在心理治疗方面有着不可替代的作用,而患者的交往心态与健康人的区别则表现为小型化、亲和力强、随意性大。医院园林绿地休憩空间的设计,首先要支持交往空间,空间中要能够容纳足够多人活动,保证病患及陪护人员在住院治疗期间有活动的场所,在不被人打扰的情况下,也不影响其他人的正常活动;其次,活动支持,即空间中有吸引人的活动源或活动设施,医院中要尽量给患者创造交往的机会,患者参与活动的机会越多,身体康复得越快,他们在参与活动时能够暂时忘掉病痛或减少对自身疾病的忧虑,对他们自身的体力、脑力也是一种锻炼,促进身体的恢复。

 四、景观水体管理

(一)水体保洁

医院水系周边往往会有休憩区域,水系的管理好坏直接影响休憩区域内病患的视觉感受。水体保洁是园林水系最基本的管理工作。水体保洁主要有以下几个方面。①在水系周边设立警示语、温馨提示语等宣传导语,杜绝人为破坏而污染水质。②水系的日常清洁,安排专人对水系实施不间断保洁,对水系垃圾、漂浮物、污染物等要及时全面清理。③维护好水系水循环及过滤设备、电器等。

（二）水质管理

由于医院园林水系多为人工水系,缺少自然的水循环系统和生态系统,所以需要人为建立和补充人工水系的水质保护系统:①采用循环过滤方法,设置景观水系循环净水装置,机械过滤,定期补水;②投放杀菌、除藻、消毒药剂来改良水质;③生态防治,通过水系中养殖有较强抗污染能力、较强净化能力的水生动物、植物及微生物,或提高水体中已有生物群落的净化能力,利用生物间的相克竞争来维持生态平衡;④加大水系水源的流动性。

（三）水生植物管理

对水生植物,日常最基本的养护是收割和修剪。在水生植物生长季节,应对生长蔓延过快的水生植物加强控制,充分保护好长势较弱的水生植物。秋冬季,植物生长停滞,植物已经枯萎,要及时收割,防止枯萎茎叶落入水体而造成二次污染。早春,对枯死的水生植物实施更新补种,保证群落结构的稳定。另外,在给水生植物施肥时,需要注意防止将大量肥料注入水体而导致水体富营养化。

第四节　园林绿地管理监督与改进

医院园林绿地管理,不管是医院自身管理还是外包管理,正确的监督管理都能有效提高医院园林绿地的管理和养护。医院绿地管理监督工作首先应根据医院当地园林绿地养护标准并结合医院自己的绿地条件、绿地管理养护预算投入,做好医院园林管理和养护定位,然后制定相应的园林绿地监督管理标准来考核医院园林绿地的管理和养护工作。

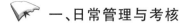 一、日常管理与考核

日常管理与考核示例表格(见表6-1)。

表 6-1　日常管理与考核(示例)

类别	养护内容	工作频率(/次)				养护质量标准
		每周	每月	每季	每年	
草坪类	草坪修剪		1			草坪平整美观,草高保持 3～8cm
	草边修剪		1			边缘交界处清晰平滑,无界线分明,无过长现象
	草屑清理		1			及时将草屑清理到甲方指定的垃圾中转站
	草坪杂草清理		1			无明显阔叶杂草,草坪纯净率达 95% 以上
	草坪施肥			1		每季 1 次,草坪碧绿期达 350 天以上
	草坪浇水	3				干旱季节 2 天浇水 1 次,使草坪保持适量水分,无萎蔫情况;关注天气预报,节约用水
	草坪病虫害的防治	1				每周检查 1 次,发现病虫害及时处理;病虫防治率达 95% 以上
	草坪黄土裸露	1				每周检查 1 次,及时处理黄土裸露,保持草坪覆盖率达 98% 以上
	草坪绿化带垃圾清理	7				每天配合清洁清扫 2 次,无垃圾、落叶、杂物,保洁率达 95%
乔木类	修剪			1		无徒长枝、枯枝、烂头、过密枝、腐枝
	乔木松土			2		乔木基部土壤疏松、平整,无青苔,无板结
	乔木施肥				2	土面不露肥,无缺肥情况
	乔木杂草		1			无明显杂草,无 30cm 长萌蘖枝
	病虫害防治		1			无明显病虫枝,病虫害防治率达 95% 以上(但因白蚁、林业检疫性病虫害除外)
	浇水	2				保持乔木正常生长需要,无缺水情况
灌木类	修剪		1			合乎修剪规律,造型植物轮廓清晰、平直整齐、棱角分明,无严重枯枝黄叶;新生枝条不超过 10cm;开花植物适时开花
	松土			2		1.5 月松土一次,保持土壤疏松,无青苔,无杂草,无杂物
	施肥		1			生长良好、不缺肥、不徒长
	病虫害防治		1			见虫即打,无明显病虫枝,病虫害防治率达 95% 以上(但因白蚁、林业检疫性病虫害除外)

续表

类别	养护内容	工作频率(/次)				养护质量标准
		每周	每月	每季	每年	
绿篱、绿墙	修剪		1			轮廓清楚,表面平直,侧面垂直,无明显缺漏剪,无崩口,无枯枝,脚部整齐
	施肥			1		养分适量,无缺肥,不徒长
	松土			2		绿篱边缘整洁、土壤疏松
	浇水	2				保持正常生长需要,无缺水情况
	病虫害防治		1			见虫即打,无明显病虫枝,病虫害防治率达95%以上
花坛地被植物	修剪		1			坛边整洁美观,无明显残花,修剪合理,层次分明,富有立体感
	施肥			1		养分适量,无缺肥,不徒长
	浇水	2				保持正常生长需要,无缺水情况
	松土			2		绿篱边缘整洁、土壤疏松
	病虫害防治		1			见虫即打,无明显病虫枝,病虫害防治率达95%以上

 二、综合性管理与考核

综合性管理与考核示例见表6-2。

表6-2 综合性管理与考核(示例)

类别	检查项目	检查标准
养护标准(60分)	乔木	生长旺盛,枝叶健壮,无枯死
		保持植物生长特性的树形,无明显徒长枝和过密的内膛枝、枯枝,无烂头、过密枝、腐枝
		整形修剪效果与周围环境协调,下缘线高于2m
		树膛通风良好,主侧枝分布均匀(树冠生长受阻情况除外)
		无明显病虫枝,病虫危害率不超过8%,单株受害率不超过8%
		无违背生长特性以外的枯枝、黄叶片
		非观果类乔木不挂果,果实及时修剪

类别	检查项目	检查标准
养护标准（60分）	乔木	当年生枝条开花的乔木越冬适度重剪,保留部分主侧枝
		做好防台风措施,全力配合服务中心落实防台风工作,受外力影响歪倒乔木在外力结束1~2天内扶正
		人车通行处及重要部位树头留兜,兜内土壤疏松
		人车通行处乔木枝条不阻碍人车通行,下缘线高于2m
		枝干无机械损伤、乱拉乱挂现象;无违背生长的卷叶、黄叶、异常落叶等现象
		对正常生长受到严重影响的乔木,可采取修剪等补救措施,但树干需见青皮,并有提示性标识
		对于新植树木,尤其是新移植的古树,采取遮荫等养护措施
		乔木基部土壤疏松、平整,无青苔,无板结,不露肥,无缺肥情况
		保持乔木正常生长需要,无缺水情况
		若发现乔木主干有树洞或损伤,须及时修补
		对积水的乔木及时进行清淤排涝
	造型植物及灌木	每1000m² 范围内枯灌木累计不超过2m²,单块枯死面积不超过0.5m²
		生长旺盛,枝叶健壮,无死树
		无明显病虫枝,病虫危害率不超过8％,单株受害率不超过8％
		无严重枯枝黄叶,无缺苗、死苗,无黄土裸露
		合乎修剪规律,造型植物轮廓清晰、平直整齐、棱角分明,枝条超长10cm即修剪
		对预留观花的灌木,保证开花繁茂,枝条不过于杂乱
		越冬重剪不妨碍观瞻,保留部分主侧枝
		保持正常生长需要,无缺水情况,养分适量,无缺肥,不徒长
		边缘整洁,土壤疏松
	绿篱地被花丛	无明显病虫枝,病虫危害率每百平方米不超过5％
		多种植物成片种植时,轮廓线整齐有层次,内层植物高于外层植物
		绿篱、花丛边幅修剪整齐美观,单体花坛线条清晰;整形绿篱侧面修剪成倒梯形

续表

类别	检查项目	检查标准
养护标准（60分）	绿篱地被花丛	绿篱花丛内无枯枝、枯叶和大的建筑垃圾，无黄土裸露，枝条超长10cm即修剪
		绿篱、花坛内无杂草，草地不长入绿篱、花坛内；砍边处理
		尚未郁闭的花坛、绿篱边缘整洁，土壤疏松
		草边切除整齐，杂草不入花丛
		生长旺盛，缺苗、死苗及时更换
		过密花丛及时分栽，老化花丛及时翻种
		保持正常生长需要，无缺水，养分适量，无缺肥，不徒长
		进行更新、翻种的花丛，有提示性标识
	草坪	生长旺盛，叶色浓绿，总体平整，高度在4cm以下
		草坪覆盖率达98%以上
		抽查的草坪范围杂草率低于3%，纯度达97%以上
		外力破坏后3天内修复
		每1000m² 绿地内黄土裸露面积累计不超过2m²，且每块面积不超过0.5m²
		发现病虫害及时处理，病虫危害率每百平方米不超过3%
		无明显阔叶杂草，草坪杂草率不得超过3%
		草地平整，无坑洼、鼠洞，无尖锐突出物，草地里的各类线管不外露，对老化或凸起的草坪进行疏草处理
		使草坪保持适量水分，无萎蔫情况
		草边修剪整齐，边缘交界处清晰平滑，界线分明，不长到路芽、花丛处
	总体	无缺水、缺肥，无黄土裸露
		绿篱和花丛内无垃圾、无石块、无枯枝枯叶
		绿化作业应做到工完场清，绿化垃圾及时清收，不隔夜存放
		重要部位叶片无明显灰尘
		绿化消杀不使用国家禁止类剧毒农药
		进行机械作业时，作业人员佩戴好防护用品，有现场作业标识；作业时间不影响医院工作人员正常的医疗活动及患者休息

类别	检查项目	检查标准
养护标准（60分）	总体	现场作业绿化工具、水管摆放整齐，不影响通行
		节约用水，及时关闭水龙头，水管无明显破损漏水，无长流水
		架空层、浓郁树冠下种植的植物满足生长的需要
养护标准（60分）	垂直绿化	攀缘植物生长茂盛，边缘修剪整齐，不影响通行及红外监控等设施设备的正常运作
		生长期覆盖率达95%以上
	室内绿化	植物生长旺盛，无病虫害，无干枯枝，叶面光亮、洁净、无灰尘
		花盆、底碟干净
作业要求（25分）	乔木	养护频率严格执行
		每年保证乔木修剪2次（台风前及入冬后）
		棕榈科植物及长势弱的植株每年保证施有机肥1次，施复合肥1次，施肥深度不少于30cm
		影响医患通行的树木须及时修剪
	灌木及花坛	养护频率严格执行
		保证花坛水分供给2～3次/周
		生长旺季修剪，2～3次/月；生长缓慢期修剪，1～2次/月
		孤植灌木每年保证施有机肥1次，施肥深度不小于20cm
		花坛每季度施肥1次；预留观花的植物，保证开花繁茂，枝条不过于杂乱
	草坪	养护频率严格执行
		每年5—10月份，修剪1～2次/月；每年11—4月份，修剪1次/月
		保证草坪施肥1～2次/月
		每年5—10月份，保证浇水4～5次/周；11—4月份，3～4次/周（下雨天可减少）
	补苗补草	3天内完成
	中耕除草/砍草边	3～4次/年

续表

类别	检查项目	检查标准
作业要求（25分）	病虫害控制	针对不同的品种和季节进行病虫害消杀，每月进行 1 次全面预防性消杀，并有完整的消杀
		绿化苗木无普遍性病害，病虫危害率不超过 8％，单株受害率不超过 8％
		病虫枝及时修剪，并妥善处理
		消杀员掌握消杀知识，药物选用、配比符合要求
行为标准（15分）	养护人员行为规范	工作时间穿工装
		态度和蔼可亲，举止大方，谈吐文雅，主动热情，礼貌待人
		主动让路，为他人指路姿势规范
		头发自然色泽，切勿标新立异，前发不过眉，侧发不盖耳，后发不触后衣领，男士每日剃刮胡须
		工作现场不与他人闲聊，不做与工作无关的事
		精神饱满，状态良好，工作热情，使用 10 字礼貌语"您好""请""对不起""谢谢""再见"
		上班前不吃异味食物，保持口腔清洁；上班时不在工作场所内吸烟，不饮酒，以免散发烟味或酒气
		作业现场摆放相关标识，以提醒医院工作人员

 三、安全生产管理与考核

安全是医院园林绿地管理和养护的生命线，必须坚持"安全第一、预防为主、综合治理"的原则，建立负责人制度，建立健全医院园林绿地管理和养护安全生产责任制，制定安全生产规章制度和操作规程，涵盖医院园林绿地管理和养护工作的全过程、全员、全方位。

医院的园林绿化管理与营造工作虽并非医院管理过程中的主要内容，但通过合理的规划布置与精心的管理养护，可以对医院整体环境起到画龙点睛的作用。医院应坚持以人为本的园林绿化管理理念，不断推动绿色医院的打造，强化自身医院特色绿化景观的营造，才能历久弥新，真正把患者、医务工作者的需求融入绿地中，促进大家普遍地爱绿、护绿、造绿，绿地也才能真正地体现它的作用，我们的就医环境才会更加美好。

第七章

技能培训

第一节　系统培训辅导

对于任何一个组织,员工的发展都是至关重要的。医院也应不遗余力地提供大量的资源来发展、培训管理人员和一线员工,从管理和技术两个方面来发展我们的队伍,提高我们的业务水平,为临床医护人员提供更优质的服务。

通过科学和艺术的培训体系来提高一线员工在工作岗位上的劳动技能和服务礼仪。"科学"培训体系涵盖了从保洁、绿化到工程服务在设备、工具、操作步骤和流程方面的培训;"艺术"培训体系涵盖了对他人的尊重、礼仪和职业形象等方面知识的培训。

从技术方面,我们应使用一套健全的员工培训资料来提高环境服务员工的专业技能,以满足不同场所、维护和管理不同材料、不同使用状况以及不同的质量需求层次等各类不同情况的医院后勤管理服务。

对员工进行培训具有实际性作用,主要包括以下几个方面。

• 提高员工的工作质量,确保满足临床实际需求,全面加强人力资源管理,进行有秩序的科学的劳动组织,进行合理的人力资源配置,可以使员工更深入地了解工作中所接触的知识和技能。

- 可以保证员工的一定数量和质量的劳动力,推动服务顺利进行。员工是医院的重要组成部分,医院通过员工的努力来实现业务业绩的目标,这也正好要求医院必须使用适当的人员实现预定的成果和目标。

- 提高员工的价值观和对自我价值的认识。很多员工工作的目的除解决实际问题之外,再有就是要实现自我价值。培训能够为员工提供新的知识和技能,使员工可以充分适应自己的工作环境,实现自我价值和社会价值。

- 员工培训有利于医院培养人才,留住人才。培训员工的核心目的就在于要培养和促成一大批始终站在高科技前端的高级人才,并且通过对员工进行培训,使他们更加适应社会发展的需要,进而使他们立于工作岗位的前端。

第二节　针对技术/管理岗位的培训流程

 一、关键技术人员培训与个人技能提升培训计划

关键岗位人员必须接受过基本的管理服务职责和管理技能的培训,包括制订工作计划和工作标准,以及指导培训课程和有效地检查所需的技能。例如:

- 交流与工作技能。
- 激励与信心。
- 有效的纪律。
- 处理员工的不满情绪。
- 制订计划。
- 采取行动并检查结果。
- 提供指导。
- 发展和交流经验。
- 写书面工作描述。
- 确定工作标准。

二、职业经理人主管领导力培训

人力部门组织基层领导力的实用培训课程，包括团队建设、激励和保留员工、工作计划制订等。对项目经理，除邀请专业培训机构进行领导力培训之外，医院还应有一套内部的培训体系。这套培训体系从业务成长，控制成本和提高生产力，领导员工以及确保财务指标四个方面来训练管理人员高效的管理现场服务。

第三节　针对一线员工的培训流程

一线员工作为服务体系中最大的劳动群体，医院应投入最大的关注度及资源来发展和培训员工（见图7-1）。此外，专业系统的培训也有助于提供可靠的高质量服务。对一线员工，要有专业的培训保障计划。

根据医院目前的发展水平，建立完整的培训体系，包括培训规划、培训需求调查、年度培训计划、分级培训组织实施、培训效果验证、培训课程开发与案例库管理、内训师资建设、外部培训资源开发与维护等。

基本的培训方式是在现场进行一对一的人员培训。此类培训通常还使用一些视频以及培训手册。工作技能培训包括如下的基本步骤。

- 环境：创造培训环境。
- 准备：建立轻松的工作环境。员工能够把工作做好的关键是建立自信心。
- 训练：示范与讲授——培训师亲自示范要工作的操作及技能。
- 练习：受训员工必须自己将演示的内容温习一遍，然后再向教师做一次。对于做得好的员工，应立即予以表扬。
- 自我检查：培训师应向受训员工讲清楚自我检查的正确方法。使员工在形成不良习惯之前纠正错误；教育员工要敢于承担责任。

服务人员应了解其工作价值，并应学会对工作进行自我检查。服务人员还应知道对方希望得到什么样的服务质量，以及他对此所负有的责任。最初的工作技能培训过程的主要目的是通过"做"和"教"使员工明白这些概念。

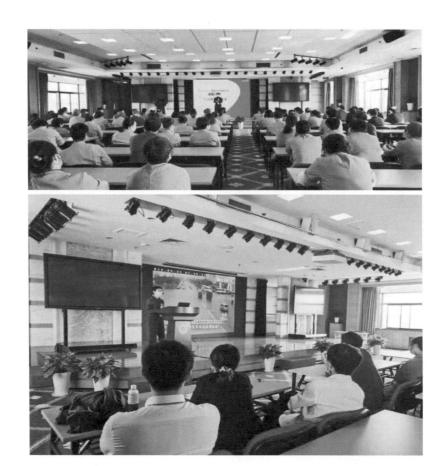

图 7-1　一线员工现场培训实拍

第四节　入职培训

　　高质高效入职培训将非常有助于提升员工的保留率、工作热情和工作效率。所以不得不说任何一家医院都需要高度重视入职培训。

　　入职培训是新人体验新环境的第一步，首因效应在入职培训中非常重要，所有的第一印象都在入职培训中形成。入职培训是否达标或有效，关乎新人未来 3 个月甚至 3 年内的离职率，关乎从新手变熟手的跨越期，关乎1 年内的直接产出质量。因此，必须高度重视入职培训以及必要时的 3 个月内的新人面谈工作。

入职培训的遵循原则

（一）思考角度

从新人的角度去思考，从员工的角度去表达（体现一线优先的第一步）。

（二）入职培训的必修内容

- 医院文化的介绍。
- 礼仪培训（服务形象、服务礼仪给医患的直观感受创造了第一印象）。
- 环境、健康与安全（environment health safety，EHS）培训（安全的重要性，体现员工关怀；安全事故也是财务损失的大项）。
- 人事制度的培训（按制度要求给予一定的约束，体现医院的公平、正规）。
- 团建部分（打破陌生感，增强荣辱感，需要集体"战斗"的经历去塑造）。

（三）入职培训的主要形式

- 以互动为主，多听新人的期望、想法、感受，并一一对应地讲述医院的工作可以给到什么。
- 以演练为主，对于一线基层员工来说，参与所产生的集体记忆效果优于书面和文字。

（四）入职培训的实现方式

1. 培训目的
- 帮助新入职员工认识医院、了解医院文化及相关规章制度。
- 组建团队，帮助新人融入团队。

2. 培训对象

新入职员工。

3. 培训配置
- 人员配置：主持 1 名、助教 1 名、讲师 3 名。
- 场地要求：至少容纳 70 人。桌椅可移动，课间布置需要岛屿式摆放。

- 电子设备齐全:投影、话筒、麦克风、音频线、视频线、激光笔、电池等。
- 教具:白板(60cm×90cm,2块;或者100cm×120cm,1块)、白板纸1卷、白板笔3色6盒、学员手册1份/人、签字笔1支/人、A4纸若干备用。

4.入职培训课程安排

入职培训课程安排见表7-1。

表 7-1　入职培训课程安排

序号	日期	时间	课程	内容	目的	讲师	备注
1	第1天	13:00—16:00	破冰、团建、拓展活动	开训	增强仪式感	班主任	(1)班主任由培训岗担任;(2)助教负责配合班主任做班务工作,如拍照、拓展配合、相关资料发放、紧急事故处理等,根据班型大小协定,30人以上需要。(3)医院文化课程需配合幻灯片讲解
2				破冰团建	组建团队,团队风采展示		
3				拓展活动	巩固团队感		
4		16:00—18:00	"走进医院"	视频教学	认识医院的发展历程及业务模块	班主任/熟悉并认可管理人员	
5				文化解读	了解医院文化		
6				医院组织架构	了解医院架构		
7	第2天	8:30—10:30	"制度知多少"	医院简介	了解医院的目的服务对象及重要性	人事主管	
8				人事规章制度	了解基本的规章制度		
9		10:30—12:00	阶段性考核	考试	考试	班主任/助教	
10		13:00—16:00	"WEST"	WEST、4S	强化服务意识	班主任	
11				服务礼仪	礼仪塑造		
12				商务礼仪	礼仪塑造		
13		16:00—17:30	小组演练	分组分模块演练	强化、考核		
14		17:30—18:00	阶段性考核	笔试	考试	班主任/助教	
15	第3天	8:30—12:00	"生命价更高"	环境、健康与安全课程	强化安全意识,学会专业规避风险	EHS负责人	
16			阶段性考核	考试	考试	助教	
17		13:30—15:00	结训	训后分享	回顾3天的收获,强化收获意识	班主任	
18				表彰	表达认可	班主任	

第五节 培训措施

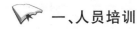 一、人员培训

（一）一线员工

- 专业－岗位技能培训。
- 服务－服务技能：服务技能、辅导员系统、卓越服务卡培训。
- 运营－辅导员系统：辅导员沟通会、辅导员训练营（拓展→专业拓展→五步培训法→擂台赛→服务之星。服务之星从礼貌、美好服务故事、服务礼仪、五步沟通法等几个方面进行）。辅导员系统可以培养出优秀主管。
- 团队－团队建设："白手套活动""开放日""员工感谢日""员工生日会""技能擂台赛"等。
- 培训计划：根据目前医院后勤发展所积累的经验，在现场运作前期和初期需要列出如下的简单培训计划（见表7-2）。

表 7-2　培训计划

培训类别	培训内容	培训方式	培训师	效果验证
新员工入职培训	·员工手册。 ·医院文化及服务特点解读。 ·岗位业务知识。 ·礼仪礼节。 ·品质考核办法	·自学 ·内训师 ·师带徒/观摩 ·讲授/演示 ·讲授	—— 内训师 上司/熟练工 服务标准化内训师 品质专员	笔试/提问 试用期考核 工作展示 品质检查
安全管理类	·岗位职责。 ·考核标准。 ·应急流程及事件处理。	·讲授/实操 ·讲授 ·演练	领班/服务标准化内训师 品质专员 安全专业主管	笔试/实操 督导检查 实操演练
环境健康类	·作业标准解读。 ·礼仪礼节。 ·"三体系"专业知识。 ·专业工具使用。	·实操/演示 ·演示/讲授 ·授课	环境主管/工程师 礼宾内训师 品质专员 清洁专业主管	实操 督导检查 实操

续表

培训类别	培训内容	培训方式	培训师	效果验证
设施设备类	·岗位职责。 ·作业标准解读。 ·专用设备操作。 ·考核标准。	·实操/演示 ·演示/讲授/实操 ·授课/演示/实操 ·讲授	运送员领班/主管 服务标准化内训师 品质专员 运送员领班/主管	督促检查 实操 督导检查
通用能力培训	·有效沟通。 ·团队文化建设。 ·职业化心态及素养。 ·高效执行力。	·授课/拓展	内训师或外训	输出报告(所见、所思、所悟、内化等)

(二)主　管

· 业务模块:4～5周。

· 服务技能:卓越服务卡认证培训、主管训练营。

· 管理技能课程:主管课程(目标选才、成功合作计划、有效沟通、八项管理技能)＋领导力与激励＋伟大管理的12要素。

(三)经　理

· 业务模块:4～6周。

· 服务技能:9个课件认证,培训专员系统,卓越服务卡认证。

· 管理技能:塑造领导才能、高效的团队、领导力与激励、伟大管理的12要素。

 二、培训计划表

培训计划表见表7-3。

表7-3　培训计划表

经理:各部门经理　　　　　　　　　　　　　　　　　　　　　　年份:20××

任务 \ 月份	1月	2月	3月	4月	5月	6月	7月	8月	9月	10月	11月	12月
新员工入职指导培训	有新员工就培训,采取一对一的形式分别对新员工进行全面培训											

续表

任务 \ 月份	1月	2月	3月	4月	5月	6月	7月	8月	9月	10月	11月	12月
新员工入职手册培训	对新员工在入职后1个月内完成培训											
新员工安全意识测验及教育	有新员工就做该项培训,对老员工采取其他方式进行培训(如检查、提问等)											
个人防护培训	根据情况对员工进行培训,但全年必须举行2次重点培训											
工作技能培训	根据日常工作中员工的表现进行培训,但全年至少对每位员工做相关专业的培训											
沟通技巧培训	沟通能力对服务人员非常重要,经理、主管不定时根据应用场景进行现场培训或组织员工培训											
消防安全及疏散培训				22/04			25/07			24/10		
公司员工手册培训	随时要监督与落实公司制度的执行情况,若发现员工有违反现象,要及时处理并教育、培训											
员工工作测试						16—30						16—31
部门工作程序化、标准化归纳与制定	经理、主管负责并给员工培训											
员工试用期考评	新员工入职评估,主管负责,试用期结束前3天做完员工试用期考评;老员工工作合同到期前1个月进行年度评估											
员工年度评核												16/12

 ### 三、在岗培训

经理应当具备诚实、正直、有服务心等特质,并经过全面的培训,能够帮助员工提高工作积极性,对自身工作形成自豪、自信、自尊的意识,增强员工对医院的归属感,降低员工的流动性,保证服务质量。

 ### 四、阶段性培训方案

(一)"WEST4111—微笑礼仪"培训

医院每一位后勤服务员工在提供服务时均需要执行一个服务要求。根据我们的服务对象和服务内容,通过四个简单的动作,让员工在与医护人员及患者的每一次互动过程中,都能为对方提供愉悦的服务体验,让他们体会到这种卓越服务体验,帮助员工获得医护人员和患者的认可,让员工体会到自身在工作中的价值和快乐。

1.便利体验

"WEST－4111"作为世界一流的服务模型(见图7-2),除简单的四个动作之外,它还有另外一层含义就是它每次都能为医护人员/患者提供便利体验,这是它与众不同之处。

什么是 WEST-41111计划

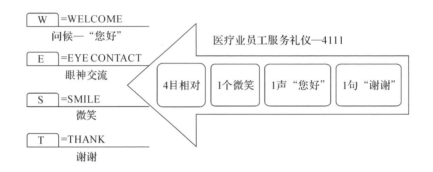

图7-2 "WEST 411 微笑礼仪"

2."WEST"

"WEST"代表:W,欢迎问候;E,目光交流,友好提问;S,微笑服务,有益建议;T,感谢和关怀。

3."4111"

"4111"代表:4目相对;1个微笑;1声"您好";1句"谢谢"。

• 4目相对

我们知道,对于医护人员和患者,第一次接触产生的第一印象很关键。我们必须让医护人员和患者知道我们会全神贯注地为他们提供服务,还要让医护人员和患者知道我们非常重视他们。换而言之,我们必须时刻表现出医护人员和患者就是我们关注和关心的焦点。目光交流是表现这种关注和关心的最佳方式。

• 1个微笑

有时,静静地做一件事要比说话管用。其中,最有用的就是微笑。

微笑是全世界都能理解且不受限制的一种举动。无论所说的是何种语言、接触的是何种文化,所有人都了解微笑的含义。无论年龄、种族、性别或文化背景如何,真诚地微笑永远不会被人误解。

- 1声"您好"

目光接触和微笑表情是与医护人员和患者进行交流的一种视觉方式。语言方式又是怎样的呢? 如能进行友好的对话,医护人员和患者会觉得更加舒服,而这种对话的发起取决于您。所以,就像在家接待客人一样,在工作中,我们需要主动问候我们所服务的医护人员和患者。

- 1句"谢谢"

1句"谢谢"表达了我们对医护人员和患者的感谢和关心。如果"问候欢迎"能留下积极正面的第一印象,那么"感谢"就能留下积极正面的长久印象。

人与人之间最重要的是沟通,而"WEST—4111"正是建立在物业员工与医患之间的桥梁,因此我们将不遗余力地推行此项举措,也将着手策划一些更新、更优秀的措施以保证我们的服务质量。

(二)"HEAT—2111 有效解决投诉"培训

HEAT 英文原意指:

- H:hearing them out,倾听。
- E:empathize,同理心。
- A:apologize,致歉。
- T:take responsibility for action,承担责任并行动。

针对有效解决投诉的问题,提出了"HEAT—2111"计划,以 2 耳倾听、1 颗同理心、1 声致歉、1 个解决问题的行动为基础,到"我听懂了""我理解您""很抱歉让您不便""我马上处理"这些普通员工在日常工作中能够记住并操作的标准化语言,提升医护人员和患者对我们的服务感受,从而合理解决患者投诉,持续提升医护人员和患者的满意度。

(三)"五步沟通法"培训

1. 问候

— 敲门。

— 目光接触。

— 微笑。

— 适当的身体接触。

2.介绍

— 姓名、部门、能力、经验、培训和证书。

— 合作人员以及他们的能力水平。

— 其他部门以及他们的能力和技术。

3.持续时间

— 设备需要多长时间能够固定好？

— 患者还需要多长时间才能回他们的病房？

— 清洁房间需要多长时间？

4.解释

— 我们为什么这么做？

— 将要发生什么，你正在做什么？ 预计将会怎样？

— 你有什么疑问？

5.感谢

— 打搅您了！

— 谢谢您！

第六节　员工岗位职责的确认

为确保为现场提供专业的符合标准的服务，对入职初期的各服务类型的员工，医院均制定并明确其岗位所要求的需要完成的工作内容以及应当承担的责任范围。管理人员通过岗位具体职责、权利义务关联性、职责说明书以及具体手册 4 个方面，确保员工在明确各自岗位要求及细致标准前提下接受相关培训。

一、项目岗位职责的制定

• 根据工作任务的需要，确定工作岗位名称及其数量。

- 根据岗位工种及专业要求,确定岗位职务范围。
- 根据工种及专业性质,确定岗位使用的设备、工具、工作质量和效率。
- 明确岗位环境和确定岗位任职资格。
- 确定各个岗位之间的相互关系。
- 根据岗位的性质,明确实现岗位的目标与责任。

 ## 二、岗位职责中的职责、权利、义务的关联

任何岗位职责都是权利与义务的综合体,有多大的权利就应该承担多大的责任,有多大的权利和责任就应该尽多大的义务,任何割裂开来的做法都会发生问题。不明确自己的岗位职责,就不知道自己的定位,就不知道应该干什么、怎么干、干到什么程度。在项目岗位职责制定中,要注意在赋予员工职责的同时,要讲明这个职责的权利和所承担的义务。

 ## 三、岗位职责说明书的构建

岗位职责说明书并不是要面面俱到,而是要对岗位职责进行合理有效的分工,促使员工明确自己的岗位职责,认真履行岗位职责,出色地完成岗位任务。

要让员工自己真正明白岗位的工作性质。岗位工作的压力不是来自他人,而是使此岗位上的工作人员发自内心自觉自愿地产生,从而转变为主动工作的动力,而要推动此岗位员工参与设定岗位目标,并努力激励他实现这个目标。在制定岗位职责时,要考虑尽可能一个岗位包含多项工作内容,以便发挥该岗位上的员工由于长期从事单一型工作而被埋没了的其他才能。岗位职责的丰富内容可以促使多面手的员工充分地发挥各种技能,也会达到激励员工主动积极工作的效果。

在人力资源许可的情况下,可在有些岗位职责中设定在固定期间内出色地完成既定任务之后,可以获得转换到其他岗位工作的权利。通过工作岗位转换,丰富员工整体的知识领域和操作技能,同时也营造各岗位员工之间和谐融洽的文化氛围。

第八章

标准流程控制

第一节　质量控制体系

医院环境的好坏取决于是否有优异的服务质量以及将这种质量长期保持下去的能力。因此,建立一套完善的质量控制体系是至关重要的。医院后勤服务的质量控制体系主要由两个系统组成,分别是服务水平(service level agreement,SLA)测量体系和关键绩效指标绩效考核体系(key performance indicator,KPI)。我们要求医院现场团队从基层员工到管理层都要有效地执行质量控制程序,并且在执行的过程中,每个层面的员工都在质量控制中承担不同的角色。

一、服务水平(SLA)测量体系

SLA 测量体系是质量体系的重要组成部分,它是一套完整的质量管理工具,提供给现场团队进行服务质量的自我检测,它包括 SLA 计分卡(见表8-1),及年度、季度、月度工作计划安排、日常工作记录、工作结果检查表等,联合巡查记录、服务质量改善计划等。

表 8-1　SLA 月度计分卡

月份：						评分人：
服务类型：						

编号	SLA 一般要求描述	权重分	考核内容	计分标准	实际得分
1	有效投诉事件	10%	指医院临床部门及员工通过邮件、IT 平台(含网络论坛)、电话、口头或纸件等形式,经后勤管理人员确认违反服务水平协议(SLA)、行为规范、业务流程规范、规章制度、双方合同相关约定的事件	每发现 1 项"严重"事项,扣分 2%	
				每发现 1 项"中等"事项,扣分 1%	
				每发现 10 项"轻微"事项,扣分 1%	
2	人员管理	10%	主管以上人员流失率、及时补充情况	流失率>15%,扣 2%	
				流失率>30%,扣 4%	
				以此类推,扣完为止	
3	质量控制	10%	质量控制计划的实施情况	每发现 1 项质量控制计划未按时实施事项,扣 1%,扣完为止	
4	文档管理	5%	文档提交的及时性	每发现 1 次文档提交不及时事件,扣 1%,扣完为止	
5	质量不符合事项	65%	现场抽查及投诉记录	每发现 1 项"严重"事项,扣分 2%	
				每发现 1 项"中等"事项,扣分 1%	
				每发现 10 项"轻微"事项,扣分 1%	
				总计得分	

等级定义:
严重:对临床业务造成严重影响或其他有效投诉事件。
中等:有一定影响,不及时纠正将导致现场清洁质量明显下降或引起临床投诉的事件。
轻微:其余不影响现场环境清洁质量的轻微事件。
注:SLA 月度达标率 90% 为优秀,80% 为良好,低于 80% 将在 KPI 中进行扣分处罚

二、关键绩效指标(KPI)绩效考核体系

另外一个质量控制系统即是 KPI 绩效考核体系。KPI 绩效考核体系主要用于对服务质量结果的考核,它与 SLA 测量体系互相配合,一个考核服务质量流程,一个考核服务质量结果,从而实现现场团队对服务质量整个过

程的全面考核,KPI 绩效考核体系从安全性、可持续性、便捷性、满意度、经济性 5 个维度全面设置 KPI,全面考察现场服务质量结果。KPI 绩效考核每年 2 次,分别是年中绩效考核和年终绩效考核,绩效考核形成的结果直接与现场团队的年终绩效奖和工资涨幅挂钩,充分发挥 KPI 绩效考核体系对项目现场服务质量的管控作用。

 三、针对性项目服务考核标准

为了更有效地明确内部日常管理的职责分工,高效落实针对各服务类型的明确的考核办法,以下主要考核标准总体按照软服务(保洁、运送、综合管理服务等)及硬服务(设施综合管理)两大类区分,两项总分满分为 100,具体的将在考核期间由医院设定的考核小组参与审核。

 四、软服务考核标准

软服务考核标准(见表 8-2)。

表 8-2　软服务考核标准

项目	细则要求	扣分标准	分值	扣分内容	实际得分
基本要求(10 分)(本项可以倒扣分)	按要求报送管理人员双休和节假日值班表、员工考勤表、工作计划、工作总结、培训记录、与护士长的沟通记录等	没有及时报送,每少 1 项扣 0.5 分	2		
	对于检查发现的问题、临床建议,及时作出整改	整改不及时,1 次扣 0.2 分	2		
	必须按临床认可的人数安排工作人员	少 1 人,扣 0.5 分	5		
	统一服装,文明、主动服务,佩戴胸牌上岗、在岗在位,不得串岗;集中更衣,集中洗涤衣物,不得随意晾晒	发现 1 人次,扣 0.1 分	1		
保洁(40 分)	PVC、大理石等地面干净、有光泽,床、床头柜等按院感要求擦拭消毒,床底下等隐蔽区域打扫到位、边角没有污渍	发现 1 处扣 0.5 分	5		
	墙壁、墙砖没有浮灰、蜘蛛网,标识标牌干净、无浮灰,内外玻璃洁净光亮,窗槽干净,没有烟灰等杂物	发现 1 处扣 0.2 分	3		
	天花板、出风口干净,没有蜘蛛网,没有黑斑、霉点;楼梯间干净整洁,扶手没有浮灰,地面没有烟头	发现 1 处扣 0.2 分	4		

项目	细则要求	扣分标准	分值	扣分内容	实际得分
保洁 (40分)	设备带、桌面、床、床头柜、台面等各种器具表面干净整洁,没有灰尘	发现1处扣0.2分	4		
	镜面、水池、龙头、马桶、淋浴房等擦拭洁净光亮,没有黑斑、霉点,垃圾桶(篓)干净、垃圾及时更换、没有外溢	发现1处扣0.5分	4		
	微波炉、开水炉擦拭干净,没有水渍、饭渍,开水间地面干净、无水迹	不干净扣0.2分	2		
	保证平车、轮椅等非治疗性用车干净、无污渍,车轮无杂物缠绕(包括病区治疗车)	发现1处扣0.2分	2		
	污洗间摆放整洁、有条理,保洁车上物品摆放符合规范,一床一巾到位,无私人物品	发现1处扣0.2分	4		
	给患者打开水	发现1例无故不打水扣0.2分	1		
	生活垃圾、医疗废物及时收集、运送,有交接记录,操作符合规范,生活垃圾收集每日至少3次,医疗废弃物收集每日至少2次	发现1处不符合要求,扣1分	4		
	室外路灯、指示牌等公共设施干净、不倾斜、没有破损,正常工作	发现1处扣0.5分	2		
	室外路面无垃圾、杂物、积水等,绿化带、花盆内无杂草、枯枝、烟头、塑料袋等杂物	发现1处扣0.3分	3		
	室内外(含楼顶、平台等)排水通畅,排水沟内没有烟头、废纸等杂物	发现1处扣1分	2		
运送 (35分)	所用药箱、相应海绵垫每周清洁1次,保证药箱清洁卫生。装箱药品均需在监控下完成装箱,用扎丝封箱操作	发现1处不合格,扣1分	10		
	运送正确及时,符合规范,无差错,能接、送患者院内做各种检查	发现1例不及时、1例差错、1例不符合规范,扣1分	10		
	运送(含搬运车)物品完好,没有损坏	损坏1例扣0.5分	5		
	交接等记录准确完整	1次没有交接记录,扣0.5分	5		
	按照药房要求在规定时间内将药箱或药筐及时正确运送到指定病区,符合规范,无差错	发现1次差错或超时,扣2分	5		

续表

项目	细则要求	扣分标准	分值	扣分内容	实际得分
电梯服务 （10分）	及时报修，记录准确，仪容整洁，文明用语，态度和蔼	发现1次扣0.3分	3		
	持证上岗，在岗在位，操作规范	1次不及时扣1分	3		
	电梯门及门框、轿厢内表面无灰尘、无污迹、无手印、洁净、镜面光亮。电梯箱地面无垃圾、纸屑、烟头、杂物等。风扇及时擦拭，没有灰尘	发现1处不符合要求，扣0.5分	4		
安保服务 （5分）	在岗在位，仪容整洁；通道随时保持畅通；严禁擅自换班、顶班；发生突发事件时，4分钟内及时到达现场，先期处置，及时报告，并保护好现场；严禁在岗吃零食、吸烟、接打私人电话；当医院上级领导带队到医院参观或检查工作相遇时，当值保安应立即起立，呈立正姿势，距5～7步行举手礼，并有相关情况记录，各种值班记录完整	发现1处不符合要求，扣0.5分	5		

 五、硬服务考核标准

硬服务考核标准见表8-3。

表8-3　硬服务的考核标准

类别	序号	检查评分内容	分值	评分标准	检查标准	检查区域地点	情况记录	得分
安全 （12分）	1	按照国家规定要求，各运行人员持证上岗，持证上岗率100%，并有相关工作经验；各项作业的劳动保护符合国家规范	8	各类运行人员持证上岗，有1人无证扣1分；按作业规范配备劳保用品，有1人未配备扣0.5分；劳动保护不符合国家规范扣0.5分	每月工程运行部上报人员岗位及相关证件汇总，抽查3份样本；劳保用品、劳动防护在区域抽查中核对（工程部上报人员岗位劳保用品、劳动防护措施清单）			
	2	员工需进行岗前培训和安全教育，并且每年至少对员工进行2次岗位培训并做好记录	4	无岗前培训、安全教育扣1分；每年无岗位培训扣1分	每月上报人员岗位及培训记录汇总，抽查3份样本			

续表

类别	序号	检查评分内容	分值	评分标准	检查标准	检查区域地点	情况记录	得分
管理（28分）	3	按照系统运行、安全生产的要求,制定运行、维护管理的岗位职责,制定巡检、保养、维护计划,做好设备运行记录、维护档案、建立档案(所有设备、系统)等管理制度,各类职责、制度上墙明示	3	发现一处不合格扣0.5分	按系统进行抽查,数量较多的抽样3份			
	4	管理设施、设备运行,严格执行系统设备安全运行和安全生产的要求,定时巡视设备机房和设备运行情况,做好相关记录	3	发现1处不合格扣0.5分	按系统进行抽查,数量较多的抽样3份			
	5	制订符合国家规范要求的各类设备的检查、检测、年检工作计划;并落实各种检查、检测、年检工作计划的实施工作	3	发现1处不合格扣1分	按系统进行抽查			
	6	有每月工作计划与完成情况汇总,内容翔实	2	发现1处不合格扣0.5分	以当月"工程设施设备记录"为准			
	7	合理安排排班,无脱岗	5	发现1人脱岗或不合格扣1分	以当日人员岗位及排班表(有调班应在检查前说明)抽查3份样本			
	8	做好所有设施设备管理和防护,保证管线、管井干净整洁、无破损、无渗水、无漏电、无锈蚀现象	3	发现一处不合格扣0.5分	按系统进行抽查,数量较多的抽样3份			
	9	在由指定的乙方单位对管理的设备、设施进行维修、保养、改造、施工时,负责协调、配合和现场监管,并由甲方共同对乙方单位相关工作进行验收	3	发现一处不合格扣0.5分	以当月"工程监管记录"为准			

续表

类别	序号	检查评分内容	分值	评分标准	检查标准	检查区域地点	情况记录	得分
管理(28分)	11	责任事件(含安全、管理、技术、服务、环境5项)	6	发现1起处级责任事件扣科级2分、院级4分、影响力较大的扣6分	以当月"工程监管记录"为准			
技术及服务(32分)	12	保障锅炉、电、气所有机电项目的日常运行操作,应急维修维护做好相关记录和建立技术档案	10	发现一处不合格扣0.5分	按系统进行抽查,数量较多的抽样3份			
	13	保障所有区域的锅炉、电、气等不间断	5	发现1处不合格扣0.5分	按系统进行抽查,数量较多的抽样3份			
	14	采取科学、有效、合理的节能、节水措施,做好节能运行监测	5	发现1处不合格扣0.5分	按系统进行抽查,数量较多的抽样3份			
	15	第三方维修维护的设备、设施,负责进行日常运行操作、巡视、保养、维护、应急维修,并做好相关记录,保障相关设备、设施运行完好	3	发现1处不合格扣0.5分	按系统或项目抽查3个样本			
	16	保障区域内的水、电、气等不间断,设备设施完好率达到95%	5	设备设施完好率达到95%及以上,为5分;每降5%扣1分,或发现1处不合格扣0.5分	检查现场实际评估决定(病区抽样)			
	17	对设备或系统出现的重大故障,要做好分析,并提交分析报告	4	发现1处不合格扣0.5分	以工程部每月上报设施设备维护报告对照具体系统故障进行比对			
服务(20分)	18	日常维护达到100%执行	5	设备设施完好率达到100%,为5分;每降5%扣1分	检查记录并核查执行情况			
	19	服务回访率达到90%	5	服务回访率达到90%,为5分;每降5%扣1分	检查记录并核查执行情况			

续表

类别	序号	检查评分内容	分值	评分标准	检查标准	检查区域地点	情况记录	得分
服务 (20分)	20	接受临床及其他部门工作监督管理,及时落实整改意见	10	专项检查维护、监督跟踪事项、突发设备故障维修、不良事件处理、安全事件处理是否按时得到及时有效落实。一项不合格扣1分	以当月"工程监管记录"为准			
环境 (10分)	21	机房环境符合设备运行管理的要求,环境整洁、无杂物、无灰尘、无鼠虫害;做好各种安全用具、消防用具、设备备品及应急维修工具的管理	10	发现1处不合格扣1分	按系统进行机房抽查,数量较多的抽样3份			

第二节　服务满意度调查

对于后勤管理服务,医院所有员工都是服务的对象,因此了解医院员工对后勤服务的真实感受,有助于我们对现场服务质量进行管控,找出现场服务存在的问题和不足,从而进一步找出服务提升的空间。因此,定期进行服务满意度调查非常重要,服务满意度调查的结果真实地反映了现场后勤管理服务的水平。

一、满意度调查的目的

通过服务满意度调查来定期收集临床对现场后勤管理服务的反馈,对收集的数据进行整理和分析,找出后勤管理服务的问题和不足,帮助提升现场后勤管理服务水平;通过收集临床对后勤管理服务的意见和建议并予以改善,来提升服务质量,提高服务满意度。

二、满意度调查的实施

现场服务满意度调查可通过线上问卷调查进行,也可以采用纸质问卷调查的方式进行。满意度调查的实施方式有多种,可根据医院的实际情况灵活选择。目前,可提供的问卷调查方式有:

- 通过邮箱推送服务满意度调查问卷。
- 通过微信推送服务满意度调查问卷。
- 通过平板电脑提供现场服务满意度调查。
- 通过 URL 实现自行登录网站进行服务满意度调查。
- 通过纸质问卷提供现场服务满意度调查。

 三、服务满意度调查表(见表 8-4)

表 8-4　服务满意度调查表

姓名　＿＿＿＿＿＿＿＿	楼宇　＿＿＿＿＿＿＿＿
科室　＿＿＿＿＿＿＿＿	病房号　＿＿＿＿＿＿＿
日期　＿＿＿＿＿＿＿＿	保洁工姓名　＿＿＿＿＿
是否每天进行了湿拖	打扫是否干净
清扫时是否移动家具?＿＿＿＿＿＿ 是否每天都打扫卫生间?	是否有礼貌?＿＿＿＿＿ 员工仪表是否整洁?

你给保洁结果打分:

很好＿＿＿＿　　好＿＿＿＿　　一般＿＿＿＿　　不好＿＿＿＿

评论/建议/批评:

四、满意度调查的流程

- 制定服务满意度调查实施方案(与医院其他部门协商制定)。
- 进行服务满意度调查工作宣传(通过网络、邮件、海报等)。
- 发放服务满意度调查问卷(邮件或纸质问卷)。
- 收集服务满意度调查结果。
- 对收集的结果进行整理、分析。
- 出具服务满意度调查分析报告。
- 指导现场设施管理服务质量提高。

第三节　团队人文建设

引导并系统化的培训员工让他们把创造优异当成一种习惯,培训他们所需的技能,树立价值观,使员工从专业和观念两个方面得到提升。在管理上正式的认可包括在定期的小组会议,举办员工生日会、纪念日纪念活动、任期表扬及对团队成绩的认可等。后勤管理部门应鼓励现场经理和主管应用创新的认可与奖励计划,并通过医院内部的沟通渠道分享及强调最佳实践经验。

 一、人文文化建设机制

从深入管理角度出发,建立激励机制,设立专项奖励基金,以表彰和鼓励工作表现良好的岗位和员工,同时对工作业绩、行为表现逊色的岗位和员工进行必要的处罚(根据每月考核结果确定)。使用各种专项计划对整个部门或者表现出色的员工给予认可与肯定,包括:
- 参观日:建立员工信心,鼓励相互协作。
- 开放日:让大家深入了解一个部门所取得的成绩,从而增强部门员工的自豪感。
- 自豪日:对部门的出色工作和成绩给予正式认可的机会。
- 员工周:认可员工的具体成绩与贡献。
- 表彰日:针对个人的工作和贡献进行表彰。

• 竞赛日:为员工提供机会和鼓励;另外还对已达到高标准质量的员工予以表彰。

 ## 二、关注于员工敬业度

员工保留率和敬业度将对后勤服务是否能取得质量和服务成果产生重大影响。尤其重要的是,员工敬业度与患者满意度是紧密相连的,敬业度高的员工会带来满意度高的体验。员工敬业,才能促进医患和谐。员工的需求主要有四类,分别是工作的基本需求(收获)、尊重和认可需求(奉献)、归属感需求(归属)以及自我实现需求(共同成长)。这四类需求的不断递进,形成了员工的敬业度阶梯(见图 8-1)。员工从最基本的"知道工作的要求"到"学习和成长的机会",敬业度逐步提高。

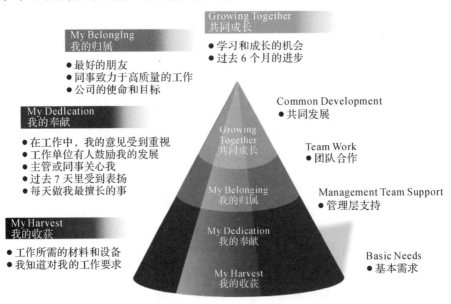

图 8-1　员工敬业度阶梯

第九章

医院物业应急管理

第一节 医院物业应急管理概述

 一、医院常见应急事件

医院应急事件是指突然发生的,造成或者可能造成重大人员伤亡、财产损失、严重社会危害、危及公共安全的紧急事件。医院常见应急事件可分为以下四类。

（一）公共卫生事件

公共卫生事件包括突发的重大传染病疫情、群体性不明原因疾病、重大食物中毒、严重影响公众健康的事件等。

（二）社会安全事件

社会安全事件包括重大刑事案件、恐怖袭击爆炸事件、医疗暴力事件、医疗群体踩踏伤害事件、暴力抢劫事件、大规模群体性事件等。

（三）事故灾害

事故灾害包括重大交通事故,公共场所发生的各类爆炸、踩踏、坠落等重大安全事故,供电、供水、供气等事故,危险化学药品事件,放射性药品危害事件,特种设备安全事故,设施安全危害事件,动力设备类突发事件等。

（四）自然灾害

自然灾害包括雪灾、洪灾、地震、山体滑坡、台风、暴雨等气象和地质灾害。

 二、医院应急管理

任何一个应急事件的发生都会造成或者可能造成大量的人员伤亡和财产损失。医院应急管理是对突发公共卫生事件的有效管理,从突发事件的预防与应急准备、监测与预警、应急处置与救援、事后恢复与重建入手,可以预防部分危害事件的发生,有效救治事件中受伤的人群,降低事件带来的人员伤亡和财产损失,控制、减轻乃至消除应急事件引发的严重危害。它是一系列有计划、有组织、有领导、能预防、能控制的管理过程,主要任务是有效预防和处置各类突发公共事件的发生发展,最大限度地减小突发公共事件的负面影响。

 三、医院物业应急管理

大型综合医院,就诊人员复杂、流动性大、人群拥挤,院内线路密集、设备设施繁杂。物业管理部门承接医院的卫生保洁、中央运送、医技辅助、医疗废物转运、绿化管理、零星维修与工程设施设备管理,接触医院日常工作中必不可少的人、事、物,水、电、气等各种因素,物业工作渗入医院各项工作的方方面面。因此,医院物业应急管理不仅是医院应急管理的一个分支环节,更是医院应急管理中不可或缺的重要组成部分。物业管理部门可以运用科学管理的方法,积极配合医院应急管理,快速反应、迅速调整,有效预防和处置各类突发应急事件的发生和扩大,尽可能地减少事件带来的人身及财产损失,尽可能地降低事件所造成的负面影响,确保临床医疗服务的连续性不会被破坏,维持医院对患者进行诊断及治疗的能力。

第二节　医院物业应急管理要点

医院物业应急管理是维系医院患者与职工生命安全和医院财产安全的重要屏障，对医院平稳健康发展至关重要。新形势下，医院物业应急管理的重点在于掌握四项基本原则和一个核心要素。

一、四项基本原则

医院物业管理部门在具体开展应急管理工作时，要坚持以下四项基本原则。

（一）系统性原则

医院物业应急管理从应急事件发生前灾害脆弱性分析、应急管理组织架构设置、应急管理预案编制、应急物资准备、安全隐患排查、应急处置队伍建设、应急能力建设，到突发事件发生中现场指挥、应急处置，再到突发事件处置后总结反思、应急管理评估等整个管理过程，是一个庞大的体系，需要分门别类、层层推进，使医院物业应急管理工作具有全面性和整体性，并与医院的医疗核心体系、院感管理体系形成相互作用、相互依赖、相辅相成、相得益彰的有机整体，发挥整体效应，形成合力。

（二）预见性原则

在医院物业应急管理工作中，管理者一定要具备"预见性"，毋临渴而掘井，应在日常管理中充分融入应急观念，提前做好各项准备和预防工作，防患于未然，尊重科学，探索规律，未雨绸缪，采取有效的事前控制措施，想方设法预防事故的发生，将事故消灭在萌芽状态。同时，因突发事件发生往往会存在大量的不确定因素，这些不确定因素往往又会让管理者措手不及、焦头烂额，故医院物业管理者在日常的应急管理工作中要通过不断地以假设事件发生的维度去思考、分析、培训、演练，将推演与实践经验相结合，寻求在复杂多变情况下发生的应急事件的应对措施，当应急事件发生时做到有备无患、从容应对。

(三)可操作性原则

医院物业应急管理不能坐而论道、华而不实,成为一纸空谈,要根据本单位、部门、班组、岗位的实际情况,在充分调查、研究的基础上开展工作,实事求是、因地制宜,既明确具体,又要具有可操作性,防止形式主义。医院物业管理者一定要深入调查、深度了解、深层分析,将所设计的医院物业应急管理方案和医院物业应急管理工作层层细分,分环节、分步骤抓住安全及应急管理工作的主线,做到职责明确、分工到人、权限清晰,同时要有配套的监督、检查、考核、奖惩、评估的约束机制,以确保应急管理工作真正落到实处。

(四)可持续性原则

随着医院后勤现代化、信息化的飞速发展及设施设备的铸新淘旧,医院应急管理的标准和要求也随着时代的发展而不断变化,原先的应急管理预案、应急处置措施、应急能力建设等均不可避免地存在一定的滞后性,故需要根据实际情况适时修改。医院物业管理部门应遵循 PDCA 循环,采取计划(plan)、实施(do)、检查(check)、改进(action)不断循环的方法,周而复始地对应急管理制度进行不断修正、实际验证与完善,对人员应急管理能力进行不断检验、持续提高与进步,对应急处置措施进行不断借鉴、持续创新与改进,使得医院物业应急管理处于螺旋式上升的可持续发展状态。

二、一个核心要素——"人"

医院物业应急管理过程中要始终做到"以人为本",要时刻以医护、患者的利益为根本出发点,突出医护人员的中心地位,突出为临床一线服务的功能。医院物业管理者在管理过程中要不断深化"以人为本"的观念,在应急管理过程中任何一个环节的首要任务目标就是确保人的安全,增强安全管理实效,最大限度地保护医护和患者的安全,营造一个安全、和谐的医疗环境。

与此同时,"人"在应急管理中起到了决定性的作用,四项原则的贯彻也全部都依赖于"人",后勤员工的安全意识、应急管理者的管理水平、突发事件发生后现场指挥者的决策能力、应急指挥小组成员的组织协调能力、应急处置队的应急处置能力、相关群众的配合情况等任意一个方面的失误都会大大影响应急管理的效率和最终结果。

第三节　医院物业应急管理建设与方法

 一、灾害脆弱性分析

(一)灾害脆弱性分析的定义

灾害脆弱性分析(hazard & vulnerability assessment,HVA)是指对易受危险侵袭的方面进行查找和确定,判断有哪种灾害、影响程度如何,同时考察和分析人们对这种灾害的抵御力如何,可能造成多大的生命、财产或经济损失,找出最薄弱的环节,采取相应的预防和应对措施,以减少和降低损失。

(二)灾害脆弱性分析的作用

医院是一个大型的公共场所,普遍存在人员集聚、人员复杂、流动性大、交通拥挤、线路密集、设备设施多、易燃易爆物多等情况,而后勤管理部门涵盖水电管理、锅炉、电梯、中央(净化)空调、污水处理、医疗废物回收、卫生保洁、食堂洗涤等众多纷繁复杂的工作,这些工作中存在大量的安全隐患和事故风险,并且这些工作涉及事杂、波及面广、触及人多,若等到问题明显表现出不良的状态才着手处理,或等到应急事件发生再采取补救措施,如亡羊补牢,为时已晚。因此,医院物业应急管理者一定要以积极、主动的心态去查找、识别潜在的风险,开展脆弱性分析与评价,准确、及时地应对风险事故,提高组织机构对风险的承受能力,最大限度地减少灾害事故造成的损失。

灾害脆弱性分析在突发灾害性事件的预警及处理中至关重要,是进行科学决策的重要依据,让管理者可以有效地对可能存在的风险分别从发生概率、危害性、脆弱环节、预防控制、演练等几个方面进行讨论分析,并对应地制定各类应急预案,针对重点防范内容进行培训,降低灾害风险。

(三)灾害脆弱性分析的内容

1.分析方法

在进行医院物业灾害脆弱性分析时,首先应根据医院物业的实际情况,组织物业管理部门骨干及临床医技科室管理骨干展开讨论,采用头脑风暴的方式制定风险清单,初步筛选医院物业风险环节和风险点,筛选的过程中可以运用鱼骨图逐项分析查找。待筛选出灾害脆弱点后,通过风险的发生频率、严重程度,结合应对准备等方面进行评估,运用 KAISE 模型的风险评估矩阵对这些脆弱点进行风险评估和排序,确定出排序在前 10 位的脆弱环节。

在确定前 10 位的脆弱环节后,物业管理部再次召开专题会议讨论,确定物业管理部门需要优先应对的风险事件,了解医院物业目前对这些突发事件的承受能力,进一步讨论完善应急预案,制订应对这些突发事件相关知识技能的培训计划和应急演练计划,提高应急管理能力,提出加强医院物业应急管理的具体措施。

2.风险评估矩阵调查表的内容

医院灾害脆弱性分析调查表内容包含事件发生的可能性与严重性两个方面。可能性是事件发生的概率;严重性的评估由人力影响、资产影响、运营影响、准备工作、内部响应、外部响应 6 个指标组成。

(1)发生概率:在确定事件发生的概率时,可以参考已知的数据、历史数据、有关机构的统计数据、专家评价、上级应急预案的要求等。

(2)人力影响:主要是评价人员伤害情况,要考虑可能造成的工作人员伤亡、患者与来访者伤亡、伤者预后、情感和心理影响等。

(3)资产影响:通俗的说法就是财产损失。在估计财产损失时,要计算更新的费用、建立临时替代设施的费用、维修的费用、恢复正常运行所需要的时间等。

(4)运营影响:评估事件造成医疗机构中断运行的影响,要关注正常工作的中断、关键物资供应的中断、外部服务的中断、职工的减员、患者到达的受阻、不能履约的情况、不能遵守规定的情况、可能的法律纠纷、公共声誉和形象的损失、医院财政负担的增加等。

(5)准备工作:指应急预案是否完善、是否经常开展应急演练、是否对工作人员进行必要的培训、应急物资的情况、应急支援的情况等。

(6)内部响应:评价内部反应的能力,主要考虑作出有效反应所需要的时间、目前的物资种类和数量能否满足需要、工作人员掌握相关技能的情况、对事件严重程度和持续时间的预计、有无后备机制、上一级应急预案的要求等。

（7）外部响应：评价外部支持情况，主要考虑国家和本地的应急反应能力、有关机构签订相互援助协议的情况、与其他同类医院协调的情况、社区志愿者的情况、与物资供应机构签订的应急供应计划或合同的情况等。

3.风险评估矩阵调查表的评分标准

风险评估矩阵调查表根据可能性和严重性分为 7 项指标，这 7 项指标在调查表中均分为四个评分等级，0 分、1 分、2 分、3 分。

（1）可能性：即发生概率。

①0 分＝不可能/不适用，1 年内发生的概率＜1％；

②1 分＝有可能，1 年内发生的概率≤10％；

③2 分＝很有可能，1 年内发生的概率＞10％；

④3 分＝高度可能，1 年内几乎有 95％的概率会发生。

（2）人力影响：

①0 分＝无人员受伤；

②1 分＝3 人以下人员受伤，无重伤；

③2 分＝3 人以上人员受伤或 1 人重伤；

④3 分＝10 人以上人员受伤，或 2 人以上重伤，或有人员死亡。

（3）资产影响：

①0 分＝无财产损失；

②1 分＝5 万元以下财产损失；

③2 分＝5 万～20 万元财产损失；

④3 分＝大于 20 万元财产损失。

（4）运营影响：

①0 分＝无任何科室或者部门停止运作；

②1 分＝1 个临床科室，或者 1 个行政、后勤部门停止运作；

③2 分＝5 个以下临床科室，或者 3 个以下行政、后勤部门停止运作；

④3 分＝5 个以上临床科室，或者 3 个以上行政、后勤部门停止运作。

（5）准备工作：

①0 分＝无/不适用；

②1分＝有预案、有演练；

③2分＝有预案、无演练；

④3分＝无预案。

（6）内部响应：

①0分＝无/不适用；

②1分＝科室/部门沟通协作良好；

③2分＝科室/部门较少协作或只有沟通；

④3分＝科室/部门无协作、无沟通。

（7）外部响应：

①0分＝无/不适用；

②1分＝与院外相关部门有协作联动并有联动演练；

③2分＝与院外相关部门有沟通,无联动机制、无演练；

④3分＝与院外相关部门无联动机制、缺少沟通。

4.计算方法

风险评估矩阵调查表最终需要借助1个可能性指标和6个严重性指标,通过计算,算出每一项突发事件的相对风险分值。计算公式:相对风险比例（0～100％）＝该项可能性分值×该项严重性分值（6项之和）/最大可能性分值×最大严重性分值（6项之和）×100％。

5.汇总、排序并确定脆弱环节

根据计算出的相对风险比例,由高到低对各项突发事件进行排序,选择最高的前几位作为优先改进的脆弱环节,指导应急管理工作,促进持续改进。

6.预防和控制措施

在调查排序确定相对更为脆弱的环节后,再次召开物业管理部门专题会议,进一步明确物业管理部门应急工作管理重点,针对风险较高事件制订应急管理计划,及时制定应急管理方案,开展针对性演习与培训,提高物业管理部门工作人员核心专业技术能力,确保医院物业部门进行科学高效的应急管理。

灾害脆弱性评估不是一成不变的,需要按照医院相关规定定期进行修订。医院在迅速发展的每个时期都呈现出不同程度的灾害脆弱性,我们要定期进行评估和修订,并根据修订结果完善应急预案。

二、应急预案管理

（一）应急预案的功能定位

我国 2003 年发生的"非典"疫情、2008 年 5 月 12 日发生的汶川大地震、2020 年暴发的新型冠状病毒感染疫情等突发公共事件都给社会发展造成了巨大的影响。突发事件具有不定时性、随机性、破坏性。当突发事件发生时，应急预案对于突发事件的快速响应，以及应急救援人员、物资的调配，具有不可替代的作用。

应急预案是一个全面周密的应急计划。医院物业管理部门根据灾害脆弱性分析出的高风险性、高可能性的脆弱环节，通过有针对性地编制应急计划来对应急组织体系、人员分工、技术力量、物资准备、应急装备、设施设备、救援行动的指挥和处置方法等预先作出具体安排，明确突发事件发生之前、发生过程中以及结束后的各个进程中谁来做、怎么做、何时做，以及相应的处置方法和策略。

（二）应急预案的要求

医院物业应急预案应满足以下 5 个条件。

1.应设计合理、易于维护，且便于将当前突发事件与相应应急预案快速检索匹配。

2.应为突发事件发生后应急处置提供总体思路、指挥处置原则、基本程序和方法。

3.应该规定突发事件应急管理工作的组织指挥体系与职责，明确突发事件事前、事中、事后各组织的职责和任务。

4.能够实现应急资源的管理，包括对应急资源种类、数量、库存、储存地点等信息的全面掌握，做到"找得到、调得动、用得好"。

5.能实现对各个科室应急救援人员信息的掌握，从而实现人员快速调配，否则会延误救援的最佳时机。

（三）应急预案的编制

医院物业应急预案的编制应符合《国家突发公共事件总体应急预案》的

基本要求,并结合医院物业管理保洁、运送、医疗废物管理、医技辅助、医用织物管理、绿化管理等的实际要求来进行。

物业管理部门在编制应急预案时,首先应该成立一个预案编制小组,小组成员应包括本部门全体管理者、相关部门的专家代表(保卫、医务、护理、院感等)、有服务外包板块的外包单位项目经理以及具有较丰富现场处置经验的人员,组长由物业管理部门负责人担任,在确定小组成员后,须确定编制计划,明确任务分工,保证编写的工作效率及工作的有序开展。

正式工作开展后,预案编制小组先做好灾害脆弱性分析,对事件发生发展等情况进行系统全面分析,识别事件的危害因素,分析事件可能产生的直接后果及次生、衍生后果,提出控制风险、治理隐患的措施。

除此之外,预案编制小组要掌握和整合现有的能力和资源,对本单位、本部门的应急能力进行评估,全面调查分析第一时间可调用的应急队伍、装备、物资、场所等应急资源情况,动员一切可动员的力量作出科学、有效的计划安排。

在以上两项基础工作完成的情况下,召集编制小组开展分析讨论会,对收集、调查、分析的数据及资料进行汇总呈现,小组成员参阅全部资料后进行全面的讨论,制定各项应急响应的具体措施。

最后,在整个应急预案初稿完成后一定要再次召开会议,此次会议除小组成员外还可以引进一些本院内部专家及外单位专家进行预案评审,评审完成后才算完成应急预案的编制。

(四)应急预案的评审

应急预案的评审需要由编制小组负责人牵头召集医院内外的评审专家严格按照《生产经营单位生产安全事故应急预案评审指南》,结合《国家突发公共事件总体应急预案》《中华人民共和国突发事件应对法》《中华人民共和国传染病防治法》《中华人民共和国传染病防治法实施办法》以及相关文件、条例等的精神,指导医院物业管理部门做好突发事件应急预案评审工作,对应急预案的层次结构、内容格式、语言文字、附件项目及编制程序等内容进行审查,对应急预案的危险源辨识与风险分析、组织机构及职责、信息报告与处理、应急响应程序与处置技术等关键要素进行审查,确保应急预案符合本单位、本部门实际和有关规定要求,最终提高应急预案的科学性、针对性和实效性,必要时也可以请上级应急机构进行评审。

（五）应急预案的实施

应急预案的实施要做到"平战结合""预防为主""统一指挥""快速响应"。

1.采取多种形式开展应急预案的宣传教育,普及安全事故预防、避险、自救和互救知识,提高从业人员的安全意识和应急处置技能。

2.将应急预案的培训纳入安全生产培训工作计划,组织开展本部门的应急预案培训活动,使有关人员了解应急预案内容,熟悉应急职责、应急程序、岗位应急处置方案;应当将应急培训的时间、地点、内容、师资、参加人员和考核结果等情况如实记入本单位的安全生产教育和培训档案。

3.应急预案的要点和程序应张贴在应急地点和应急指挥场所,并设有明显的标识标志。

4.制订本部门应急预案演练计划,根据本部门的事故预防重点,每年至少组织一次综合应急预案演练或者专项应急预案演练,每半年至少组织一次现场处置方案演练。演练科目的设置应对本部门事故风险类型实现全覆盖。

5.应急预案演练结束后,对应急预案演练效果进行评估,编写应急预案演练评估报告,分析存在的问题,并对应急预案提出修订意见。

6.按照应急预案的要求配备相应的应急物资及装备,建立使用状况档案,定期检测和维护,使其处于良好状态。

7.发生突发事件后,立即启动相关应急预案,积极开展现场指挥和应对处置工作。

（六）应急预案的持续改进

1.实施精细化、标准化

在应急预案实施的过程中,必须要建立健全相应的工作制度和岗位职责,划分权责,确保预案标准和执行程序得到加强,以避免单一的做法,并减少人力交流和干扰的费用。这样,后勤人员才能做到有据可依,应急预案的管理工作才会更高效。对个人工作有明确的要求,将其书面化、章程化,对工作不到位、不完善以及对医院正常运营造成影响、设备造成破坏的地方给出精细、明确的处罚标准。

2.加强应急预案专业人才的培养

医院物业应急管理是一项较为复杂的工作,其实施需要专业的管理人才来进行,这些人才除需要懂得基本的后勤管理知识外,还需要具备正确的应急管理理念等。

因此,医院可以从如下几个方面来加强这方面人才的培养。

(1)建设高水准的后勤应急预案管理实施的人才队伍。根据医院的战略目标来设立岗位和配置人员,使得人员在开展应急预案工作时可以以大局为重。

(2)建立长效的后勤应急预案管理人才培训制度。对于目前素质欠佳的人员,医院需要对其加强培训,充分提升其整体素质与水平等。

(3)明确各类人员的角色定位,强化员工的精细化、标准化管理理念,使其将这种应急理念内化为自己的行为,在平时的工作中加强后勤管理,进一步提升应急预案实施的精细化、标准化管理的效果。

3.完善应急预案的激励约束机制

为了激励医院的员工可以参与应急预案的精细化、标准化进程,医院需要加强对后勤管理应急预案激励约束机制的制定,明确考核的标准、惩罚措施以及奖励制度等,使得人员可以在制度的激励下从自身做起,来加强后勤管理风险的预警,将后勤管理控制意识落实到平时的工作中。此外,各科室人员还需要加强沟通,一旦发现后勤异常情况就需要采取及时有效的控制措施,来确保应急预案效能的提升。

第四节　应急能力建设

在当今社会高速发展的大背景下,医院物业管理存在一系列的问题。首先是意识问题,有些物业员工的安全意识和责任意识不强,对安全生产工作、应急管理工作的重视程度不够,在日常管理和作业中依然存在侥幸心理、从众心理、经验主义等。其次是能力问题,有些医院物业员工甚至管理层面临着人员老化、素质偏低、专业能力不强等问题,缺乏突发事件预警、事件发生与扩大控制、开展救援减少损失和迅速恢复的能力。因此,应急能力建设在应急管理中尤为重要。

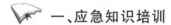

一、应急知识培训

应急知识指的是应对突发事件的各种知识和技能,如自我保护方法,危机应对方法,应急管理技能,安全防范知识,应急现场状况识别,应急处置救援技能,安全隐患识别,安全隐患排查方法,应急事件发生时的报警、报告、初起时的处理,应急事件发生时相关器材使用方法,逃生避难及患者疏散、转移、救援处置方法技能,自救互救知识,应急管理预案、操作程序及管理制度等。

针对不同类型的人员,应急培训方式也是不同的,因人而异、因材施教,把原本就比较紧缺的培训教育资源合理地分配到不同层面的群体才能达到培训效益最大化。

1.针对医院物业服务的新员工,需要把基础的安全防范和突发事件应急管理的基本知识、基本技能纳入新员工入职培训内容中,通过入职培训至少让员工知道哪些是突发事件,突发事件发生后如何报警、报告,事发初起时如何处理,相关基本器材如何使用,如何做到自我保护等。

2.针对医院物业服务的老员工,不断进行在职员工全员培训,持续传授,加强安全意识和责任意识,突发事件识别、预警、处置、救援的方法,提高队伍整体能力。

3.针对应急管理人员,需要根据每个人在应急管理中担任的角色来灌输其需要承担的不同职责,开展相应的提升应急管理能力的培训。

4.针对应急救援处置人员和应急志愿者,需要着重对自身安全防护、应急现场识别、应急处置救援等的方法和技能进行专项培训,从而降低救援及志愿者自身受到侵害的风险,提升他们处置过程中的安全系数及处置效率。

5.针对社会公众,要不断开展宣传教育,普及安全防范知识、应急基本知识和技能,提高公众对各种信息的判别能力和对风险的防范能力,有助于让社会公众更好地配合和监督政府有效处置突发事件。

为了能够准确高效地达到培训效果,我们往往会采用不同方法和形式的培训。

1.基础类的应急知识普及教育主要以一些氛围轻松的培训方法进行，如通过专业讲座、知识竞赛、专题论坛、专题晚会、组织开展宣传周、宣传月等活动，还可以印发一些应急知识手册和宣传教育资料，建立有关应急管理网站，拍摄有关专题片等。

2.核心的全员应急能力建设主要用讲授法，让培训员与参训人员之间充分沟通互动，以问答形式获取参训人员对讲授内容的反馈，用操作示范法随时纠正参训人员操作中的错误表现，同时结合其他培训方法与之交替进行，以增强培训效果，用角色扮演法使参训人员体验所扮演角色的重要性及身临突发事件中不同角色的定位、思考及应对。

3.应急管理者领导管理能力建设则可以开设应急管理专业培训班并进行书面及实操考试，参加政府及专业机构组织的专业培训和考试（安全责任人、安全管理员、急救证等），用案例研讨法侧重培养参训人员对问题的分析判断及解决能力。在对特定案例的分析、辩论中，参训人员集思广益，共享集体的经验与意见，引导产生"身临其境""感同身受"的环境，使参训人员能如同当事人一样去思考和解决问题。除此之外，还可以外出交流学习，横向学习借鉴其他单位的应急管理经验和手段，积极参与应急管理学术性交流活动，积极参加关于安全及应急救援的展览会，从而开阔管理视野、拓宽管理思路。

二、应急演练

应急演练是指为了检验应急预案的科学性和有效性，完善应急工作机制，提高突发事件时的迅速反应能力，提升应急准备的完善性。针对假设事件，执行实际突发事件发生时各自职责和任务的排练活动，是相应角色的综合性应用训练。

应急演练的基本任务是锻炼和提高救援队伍在突发事故情况下的应急救援技能和应急反应综合素质，包括快速抢险堵源、及时营救、正确指导和帮助患者及群众防护和撤离、有效消除危害后果、开展现场急救和伤员转送等，有效降低事故危害，减少事故损失。

应急演练的开展首先要编制演练方案，演练方案要有明确的演练目的、演练时间和地点、相关职责、演练基本内容、演练范围、演练过程控制、演练物资以及演练依据等方面内容。

　　其次要做好演练前的准备工作,确保所有演练参与人员掌握演练规则、演练情景和各自在演练中的任务。所有演练参与人员都要经过应急基本知识(应急预案、应急技能及个体防护装备使用等)、演练基本概念、演练现场规则等方面的培训,同时做好演练物资和器材的保障工作。

　　在整个演练的实施过程中,演练负责人负责演练实施全过程的指挥控制;应急指挥机构按照演练方案要求,指挥各参演队伍和人员开展对模拟演练事件的应急处置行动,完成各项演练活动;演练控制人员应充分掌握演练方案,熟练发布控制信息,协调参演人员完成各项演练任务;参演人员根据控制消息和指令,按照演练方案规定的程序开展应急处置行动,完成各项演练活动;模拟人员按照演练方案要求,模拟未参加演练的单位或人员的行动,并作出信息反馈。在演练实施过程中,要合理安排演练观察人员,采用文字、照片和音像等手段记录演练过程。

　　演练结束后一定要做好演练总结评估,在演练的一个或所有阶段结束后,由演练负责人、演练现场负责人、演练观察员等在演练现场有针对性地进行讲评和总结。在完成现场口头讲评和总结后,应该及时组织撰写演练总结报告,由演练负责人根据演练记录、应急预案、现场总结等材料撰写。除此之外,总结中最重要的是对本次应急演练的评估,评估内容需包括演练执行情况、预案的合理性与可操作性、应急指挥人员的指挥协调能力、参演人员的处置能力、演练所用设备装备的适用性、演练目标的实现情况、对完善预案的建议等。

　　应急演练的开展要以应急预案为理论指导,而整个演练过程是对应急预案是否可行的验证。只有总结应急演练中的不足,继而对应急预案进行修改,才能使应急预案得以完善,最终为突发事件的应对提供切实可行的参照依据。除此之外,通过演练暴露出来的人员能力和物资装备的问题,要有针对性地加强应急人员教育培训,对应急物资装备及时更新,并建立改进任务表,督促相关部门和人员在规定时间内有效改进。切记,应急实战演练不做"应急演戏",而要真正做"应急演习",切实起到锻炼队伍、提高人员应急能力的作用。

第五节　应急处置策略

应急突发事件发生后,突发事件现场就像是一个无硝烟的战场,现场的情况存在大量的不确定因素,整个事件的过程可以说是千变万化、错综复杂。如何有效处置和控制事件的发展,最大限度地降低突发事件造成的损失和影响,主要在于两个方面,其一是现场指挥,其二是处置实施。

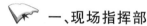 一、现场指挥部

突发事件发生后,首先应该立即成立现场指挥部,启动相应的应急预案,进行全程跟踪指挥,直到事件得到完全控制。现场指挥部应负责对应急处置队伍的指挥,并且与医院其他各部门积极保持联络,负责好协调工作;根据现场情况调集应急物资、装备和救援力量,并做好调派、调度,确保现场处置的效率;做好现场情况报告和有效信息反馈,统一、准确、及时发布突发事件的事态发展和处置信息;根据现场情况及信息,快速下达每一项决策意见,必要时及时借助外部资源,向上级领导或者相关部门请求专业力量支援。

二、现场指挥原则

应对突发事件的现场指挥不同于日常指挥,无论是决策耽误还是失误都可能造成无法挽回的后果。因此,现场指挥必须要遵循以下几项基本原则。

总指挥全权负责制

所有决策指令由总指挥下达,确保统一指挥,整体作战,避免指挥干扰。

1.以人为本

保障人员的生命安全是最重要的决策目标,应采取一切有效措施、尽最大努力挽救人员生命。

2.掌控全面信息

信息是决策的依据,信息不全会导致错误的决策甚至严重的后果。为此,指挥关口要前移,保证信息畅通和有效汇聚,尽量与现场保持零距离。

3.快速决断

突发事件通常来势猛、发展快,整个事件过程发展迅速,总指挥必须在听取指挥部成员必要意见的基础上当机立断、快速反应、敢于担责,果断采取有效措施,优柔寡断会贻误最佳时机。

4.发挥专业人员的决策支持作用

如发生重大公共卫生事件,决策必须要严肃考虑院内交叉感染的风险,必要时请求院感科专业人员提供决策支持。

5.及时报告和请求外援

当事态发展超出原先决断和指挥部的应急能力时,应及时向上一级部门全面、客观地报告情况,请求上级部门或相关专业部门紧急支援。

 三、应急处置队伍

应急处置队伍是在事件发生现场负责救护转移受威胁的人员财产、控制事件进一步发展并最终完全平息事件的核心承担者,在现场指挥部的统一指挥下,快速、科学、有效地履行既定的应急处置职责。由于应急处置任务多、专业各异,所以通常会在应急预案中进行明确的专业分工,成立不同的专业小组,各自承担不同的职能,确保每个人在每个位置上发挥最佳作用,促进整体配合协作,避免出现慌乱无序和动作冲突。

当发生突发性重大事件时,应急处置队伍要通过事前计划和制定的应急救援措施,利用一切力量迅速控制事态的发展,并尽可能排除事故,救援和保护好现场人员和场外人员的生命安全,将事故对人员、财产和环境造成的损失降至最低。

 四、应急处置措施

突发事件发生后,应急处置队伍可以综合采取以下应急处置措施。

1.立即组织营救受害人员。

2.指导患者及群众做好个人防护,组织患者及群众撤离。

3.迅速控制危险源,并对事故造成的危害进行检验、监测,测定事故的危害区域、危害性质及危害程度。

4.立即抢修被破坏的交通通信、水电气供应等重要设施。

5.为受到伤害的人员、被疏散撤离的人员、应急处置队的人员提供临时休憩的场所和生活必需品,实施医疗救助和卫生防疫等保护措施。

6.启动应急储备物资,必要时调用其他急需物资、设备、设施、工具,保障食品、饮用水、燃料等基本生活必需品的供应。

7.做好现场清理清洁工作,消除危害后果,避免造成二次伤害。

8.做好应急处置人员的调度工作。在突发事件的处理过程中,人员的状态与日常工作有所不同。在事件开始时,大家处于应激状态,精神振奋,工作状态维持比较好;但是进入持续阶段之后,人员已进入疲劳状态,因此,应急处置队伍在人员调度方面应当注意人员调配,安排好值班人员的轮换,避免持续工作造成疲劳减员。

9.做好心理疏导工作。因突发事件发生无论是受害者还是现场处置人员很可能因事件发生时触目惊心的现场及处置过程可能存在的风险而产生恐惧心理,故应急处置队伍中需要专门设置心理疏导人员,及时发现心理异常的人员,立即采取心理干预措施。

10.做好信息管理。医院参与了事件处理与医疗救治的全过程,掌握着国家重要的医疗卫生信息资源,因此要非常重视信息的管理。所有信息的收集、上报和发布都要严格统一,特别是信息的对外发布更要严格统一,因为突发事件的发生必然引起社会的广泛关注,甚至关系社会的稳定与和谐,因此除医院信息管理责任部门外,医院的任何个人和科室不得擅自接待新闻媒体,并且无权发布事件信息。

11.保存有关记录及实物,为后面事故调查工作做准备。

第六节　应急管理评估

应急管理评估是对应急管理体系的全方位、系统性评价和检测,是实现系统自我改进、组织机构完善、管理制度修订的重要途径。在日常的管理工作中,应急管理者往往将精力聚焦于事件发生前的预防和控制及事件发生后的应对和处置环节,然而对应急管理活动的评估重视程度不够,评估活动较为零散,基本未形成制度化、规范化和系统化的应急评估体系。

医院物业应急管理是整个医院应急管理的一个重要组成部分,工作内容涉及医院应急管理的各个方面,需要进行应急管理评估的内容也十分广泛。应急管理评估总体可以归纳为两个层面:一是对管理的评估,二是对能力的评估。

一、对管理的评估

对管理的评估主要是评估医院后勤应急管理体制和运行机制的合理性;规章制度、应急预案是否健全、完善;应急管理规划和工作计划是否得以落实,效果如何;各项工作任务的完成情况和相关活动的开展情况等。

对管理的评估既包括对应急管理的全面评估,也包括对其中一个方面或某一项工作的评估。它主要考察应急管理活动的效率和效果,最终目的是要了解取得了哪些成绩,还需要从哪些方面进行改进。

评估步骤通常包括:建立实施评估的团队;确定评估目的和工作目标;选择适当的评估方法;明确评估的重点内容、所需时间、考核指标、数据来源、收集方式、测量方法、分析步骤、评定标准等具体策略;确定评估者;准备评估指南、项目列表、调查问卷、评分表等文件;实施评估;对获取的数据进行分析;反馈结果,交流意见,撰写评估报告。

常见的评估方式包括问卷调查、个别访谈、文件回顾、现场观察、专题座谈会、案例分析等。

二、对能力的评估

对能力的评估主要包括评估保持医疗服务连续性的能力和应对突发公共卫生事件的反应能力。对能力的评估通常在突发公共卫生事件发生后进行,通过评估应急反应的效果来考核医院的应急能力。通常,也可以通过各种演练、训练、模拟事件来评估,利用这种"事后评估"的方法来发现应急能力的缺陷,采取有针对性的措施提高应急能力。

具体步骤包括:对实际的应急反应过程或模拟过程进行完整记录,收集客观、权威的数据和观察结果;对数据和结果进行综合分析,找出成功和失败之处并评估效果;提出改善应急能力的建议;形成事后评估报告。

常见的评估方式包括:评估者现场观察并提供分析报告;收集各种相关的文件并进行分析;召开事后总结会,收集、归纳参与者的观察和建议等。

第七节　医院物业应急管理案例分析
——突发重大公共卫生事件浙大一院之江院区物业应急管理

 一、突发重大公共卫生事件的背景

突发公共卫生事件主要指突然发生的、造成或者可能造成严重损害社会公众健康的重大传染病疫情、群体不明原因疾病、重大食物和职业中毒以及其他严重影响公众健康的突发事件。突发的公共卫生事件具有突发性、多样性和高频化等特点,且往往伴随较大的社会危害性。随着经济高速发展和全球化进程的加快,国与国之间贸易往来、人口流动日渐频繁,突发公共卫生事件的发生也具有一定的国际互动性。

 二、浙大一院之江院区情况简介

2019 年 11 月 1 日,浙江大学医学院附属第一医院之江院区正式开始运行。之江院区占地面积 150 亩,建筑面积 17.9 万平方米,床位 1000 余张。院内人、车、物分流,采用先进的轨道物流和智慧医疗,室内功能齐全、分区合理,动线设计符合患者就诊习惯,最大限度提升就诊效率,旨在打造一家现代化的绿色三甲综合性医院。新生的之江院区作为浙江大学医学院附属第一医院(简称浙大一院)的重要组成部分,集医疗、教学、科研、预防、保健为一体,实施高标准同质化管理,共享优质医疗资源,秉承"以患者为中心"的服务理念,将引领浙大一院新一轮的发展,建设成为与国际接轨、辐射长三角及全国、全球的国家级区域医疗中心。

 三、疫情期间物业应急应对处置

2019 年 12 月,一场来势汹汹的新型冠状病毒感染疫情暴发,并迅速席卷全国,此次新型冠状病毒感染疫情是新中国成立以来发生的传播速度最快、感染范围最广、防控难度最大的一次重大突发公共卫生事件。

自 2020 年 1 月 19 日收治杭州市第一例确诊患者以来,浙大一院成为浙江省内最早确定的治疗新型冠状病毒感染患者的省级定点医院。秉持"以患者为中心"的服务理念、"生命重于泰山"的服务信念,按照浙江省委、省政府要求"集中患者、集中专家、集中资源、集中救治"的原则,浙大一院紧急启用之江院区应急保障,将浙大一院之江院区作为集中收治新型冠状病毒感染患者的定点医院,并承担起治疗全省危重症患者的重任。

为做好浙大一院之江院区作为集中救治点的应急保障工作,从大年三十到正月初三,之江院区对病房、ICU、急诊、放射科等区域进行了紧急改造,仅用 3 天时间打造出了"浙江小汤山"。

从接到之江院区的改建任务起,浙大一院后勤主管部门物业管理部就成立了应急指挥中心,根据医院部署和安排,与物业服务公司建立疫情应急沟通体制,落实后勤战线的保障任务。根据重点工作内容,将物业员工分成三个工作小组——保洁组、运送组和工程组;同时,根据隔离病房和生活保障区两个重点区域不同的特性进行工作安排。之江院区是新建院区,硬件条件比较好,把疑似患者和确诊患者集中到这里统一治疗,不仅空间、场地充足,可容纳近千名患者,可以集中医疗力量,打赢这场硬仗。

(一)紧急应对期

1. 布局改建

根据之江院区的布局,对确诊患者、疑似患者、医护人员进行分区管理。将急诊整体作为发热门诊区域,确诊的重症患者统一收治到 5 号楼 4 层 ICU,确诊的轻症患者统一收治到 3 号楼的 7—9 层,疑似患者统一收治到 3 号楼的 3—6 层(1 人 1 间),2 号楼作为医护人员的生活区域,病区的 1 楼作为患者的转运通道,整个院区的 2 楼作为洁净通道,原污物通道不做更改。

2. 工勤辅助人员前期准备

(1)人员招募和培训考核

新型冠状病毒感染发生初期,新型冠状病毒具有传播力强、传播途径多样化等多重不确定性因素。物业管理部在接到命令之后,立即召集物业公司负责人召开紧急会议,制定工作指导原则:稳定员工情绪,招募员工进舱,培训防护知识,确保人员"零感染"。

（2）开展多元化的培训

①现场培训。医院院感部门有针对性地开展培训，培训内容包括新型冠状病毒特点、流行病学特点、感染防控流程、防控措施等，人员覆盖全院医护、工勤、行政、保安、志愿者等，确保所有工作人员掌握防控要点，避免出现院内感染。

②线上培训。根据新型冠状病毒主要经呼吸道飞沫、接触传播和聚集性发病的特点，避免人员聚集，应用办公软件开展线上培训，工作人员可随时反复进行线上学习。对物业工勤人员来说，特别重要的是防护用品穿脱教学视频，可随时对照练习，为进入隔离区域工作做好准备。

③一对一考核培训。对全院医护人员、工勤人员等进行一对一防护用品穿脱示教讲解，并进行现场操作考核。所有人员需考核通过方可进入相应岗位开展工作，确保能够最大限度地降低隔离区域工作人员因防护用品穿脱不当而发生职业暴露及院内感染的风险。

3.落实专项物资采购、保障和分级配备

院内所有医疗场所使用一次性医用外科口罩进行标准预防。对进入隔离区域工作的医护和工勤人员相应调整防护用品的等级。

4.独立的住宿区域安排

独立设置 2 号楼病房楼作为医护人员和工勤人员的住宿区域，全天保障供应各项生活物资和餐食，确保疫情期间不出现院内感染的情况。

5.协调外部资源，确保工勤人员安心抗疫

因之江院区的保障任务和性质的特殊性，在非隔离区域工作的部分本地员工出现了回家困难、出入小区难的问题；院方及时与院区所辖区和街道联系，落实院区外围的社区工作地作为医院物业服务人员的临时宿舍，并及时与附近社区和小区居民进行主动沟通和联系，排解大家心头的担忧，配合做好相关小区的防控工作，解决大家的后顾之忧。

（二）平稳保障期

工勤人员的主要工作任务就是进行消毒管理，特别是隔离病房的保洁工作、复用器械的转运和医疗废弃物的处理。疫情期间的医院后勤服务是高风险、高标准、严要求的工作，必须严格按照各项流程要求作业，在做好自身防护的前提下,全力保障医院的正常运转。

1. 环境消毒

保洁人员重点对隔离病房做好日常消毒工作,每日至少 3 次;对于物体表面,使用含氯消毒湿巾或 1000mg/L 的含氯消毒液进行擦拭;对于地面,使用 1000mg/L 的含氯消毒液拖地;对患者外出检查/转运所使用的转运工具,做好终末消毒;在专用电梯使用后,做好物表消毒和地面消毒。

2. 重复使用器械及其他物品管理

对于可重复使用的器械,采用含氯消毒液进行预处理,以两层塑料袋逐层包装后放入密闭容器,做好标记后送消毒供应中心集中消毒处置。

3. 织物管理

患者使用的衣物、床单、被套、枕套、病区床帘、地巾按照感染性织物处置,使用后就地用水溶性塑料袋密闭收集,鹅颈法封口,用配套扎带封装,放入黄色无字塑料袋用鹅颈法封口,扎带封装,保证每层包装物不破损。最后放入黄色织物袋,做好特殊感染标识后送暂存点,装入密闭转运箱后在感染污染区用含氯消毒液消毒箱体外表,送洗衣房洗涤消毒。

4. 医疗废弃物管理

在新型冠状病毒感染治疗中产生的医疗废物,放入双层黄色垃圾袋,用鹅颈法封口,用扎带封装,喷洒 1000mg/L 的含氯消毒液;利器放入利器盒内,满 3/4 容量或达 48 小时后封口,封口后喷洒 1000mg/L 的含氯消毒液。在黄色垃圾袋或利器盒表面贴上特殊感染标识,并标记医疗机构名称、日期、医疗废物类型、产生位置,放入医疗废物转运箱后密闭转运;指定专人每天定时回收病房医疗废物,按指定路线回收至医废暂存点,定点单独存放;每日将单独存放的新型冠状病毒感染相关医疗废物,与医疗废物处理公司双人交接,并登记签字。

5. 后勤员工健康保障与心理建设

在疫情期间,需要通过培训、岗前谈话等形式,不断加强员工的个人防护意识和职业健康培训,从思想上、操作上严格按照防控要求落实工作环节;特别是严格落实七步洗手法、保持手卫生;同时,针对在岗员工的实际情况,每日定时开展个人健康监测,定期进行核酸检测,建立健康档案;物业员工的作业班次也伴随着科室工作量的增减进行及时调整,保障一线员工的休息时间。

疫情初期,由于对病情的发展和病毒防护专业知识的缺乏,所以有些物业员工的情绪波动较大,部分员工也出现了离岗、焦虑、惊恐等反应。物业公司管理层将心理疏导也列为工作的重点内容,由专业的心理健康师每日对员工开展专业心理疏导和减压,并通过微信群、钉钉群、QQ群等方式及时进行信息沟通和反馈,保证消息的透明度。

(三)收尾复工期

1.各区域、物体终末消毒

物体表面参照隔离病房要求,用1000mg/L的含氯消毒液擦拭、拖地;各使用区域喷洒过氧化氢消毒,静置24小时后重新开放该使用区域。

2.科室物资盘存、复位

工勤人员在科室消毒完毕后,协助进行物资清点和复位工作。

3.医护隔离观察区域的相关保障工作

为保证医护和工勤人员的身体健康和安全,在结束隔离病房工作后,须进行核酸检测和单人单间隔离14天,物业人员在物业管理部的指导下做好每日房间清扫消毒、物资保障、餐饮保障等工作。

参考文献

安纯毅,王萍,姚新强. 应急文化体系及建设路径初探[J]. 四川地震,2020
  (3):30-34.

程向东. 浅谈如何用互联网思维实现医院后勤精细化管理[J]. 中国卫生标
  准管理,2018,9(19):20-21.

程向东. 浅谈如何用互联网思维实现医院后勤精细化管理[J]. 中国卫生标
  准管理,2018,9(19):20-21.

国家市场监督管理总局,国家标准化管理委员会. 设施管理 战略寻购和协
  议制定指南. GB/T 40059—2021[S]. 2021.

国家市场监督管理总局,中国国家标准化管理委员会. 设施管理 术语. GB/
  T 36688—2018[S]. 2018.

国家卫生健康委,生态环境部. 医疗废物分类目录(2021年版)[R/OL]. 国
  卫医函〔2021〕238号. [2021-11-25]. http://www.gov.cn/zhengce/
  zhengceku/2021-12/02/content_5655394.htm

国家卫生健康委. 关于加强公立医院运营管理的指导意见[R/OL]. 国卫财
  务发〔2020〕27号. http://www.gov.cn/zhengce/zhengceku/2020-12/
  26/content_5573493.htm.

国家卫生健康委. 关于坚持以人民健康为中心推动医疗服务高质量发展的
  意见[R/OL]. 国卫医发〔2018〕29号. http://www.gov.cn/xinwen/
  2018-08/19/content_5314911.htm

国家卫生健康委. 关于印发公立医院高质量发展促进行动(2021—2025年)
  的通知[R/OL]. 国卫医发〔2021〕27号. http://www.gov.cn/

zhengce/zhengceku/2021-10/14/content_5642620. htm.

国家卫生健康委员会. 建标 110-2021 综合医院建设标准[M]. 北京:中国计划出版社,2021.

国务院办公厅. 关于建立现代医院管理制度的指导意见[R/OL]. 国办发〔2017〕67 号. http://www. gov. cn/zhengce/content/2017-07/25/content_5213256. htm.

国务院办公厅. 关于推动公立医院高质量发展的意见[R/OL]. 国办发〔2021〕18 号. http://www. gov. cn/zhengce/content/2021-06/04/content_5615473. htm.

国务院办公厅. 国务院办公厅关于城市公立医院综合改革试点的指导意见[R/OL]. 国办发〔2015〕38 号. http://www. gov. cn/zhengce/content/2015-05/17/content_9776. htm.

韩丽娜,王贤伟,张姣兰,等. 灾害脆弱性分析在医院应急管理中的实证研究[J]. 现代医院,2020,20(6):883-886.

郝江珊,邢剑锋,符桂娴,等. 海口市公园芳香植物种类及应用调查[J]. 热带生物学报,2015,6(2):180-188.

季建乐,张楠,刘悦. 畅达、疗愈、优美的康复体验空间营造——以无锡某医院景观设计为例[J]. 建筑与文化,2016(4):110-111.

孔建芬,邵浙新,袁菁鸿. 重大突发公共卫生事件中医疗机构应急防控的难点与对策分析[J]. 卫生经济研究,2020,37(8):53-55.

梁立波,赵娟,王晨,等. 新型冠状病毒肺炎疫情下公立医院卫生应急管理思考[J]. 中国医院管理,2020,40(3):4-6,11.

林瑞君. 医院园林景观植物选择及群落配置现状——以南方医院为例[J]. 中国园艺文摘,2018,34(5):157-159.

马杰,王莱,周国宁. 易地新建医院的环境景观设计-以诸暨市人民医院为例[J]. 农业科技与信息(现代园林),2011(6):46-50.

田小飞. 创建一站式医院后勤管理服务模式的探索[J]. 办公室业务,2018(10):10,17.

王建忠,刘建平,韩清波,等. 三级综合性医院应对新冠肺炎疫情防控的应急管理策略与实践[J]. 江西医药,2020,55(9):1325-1328.

王秀梅. 浅谈草坪建植及管理养护应注意事项[J]. 中国新技术新产品,

2008(16):176.

魏国珍. 大型综合三甲医院国际医疗服务模式研究[J]. 中华医学教育探索杂志,2018,17(3):321-324.

吴泽民. 园林树木栽培学[M]. 北京:中国农业出版社,2003.

邢进. 长沙市医院绿地芳香植物造景的初步研究[D]. 长沙:中南林业科技大学,2011.

杨金虎. 城市小区水生态利用技术研究[D]. 南京:河海大学,2005.

张雅琳,王莹,薛辉,等. 基于 Kaiser 模型的医院后勤应急管理灾害性脆弱分析与应对策略[J]. 中国卫生质量管理,2019,26(2):99-102.

赵东方,王志伟,卢斌. 医院后勤安全管理指南[M]. 北京:研究出版社,2019.

中华人民共和国国务院. 医疗废物管理条例[R/OL]. 国务院令第 380 号. [2003-06-16]. http://www. gov. cn/banshi/2005-08/02/content_19238. htm.

中华人民共和国生态环境部. 医疗废物专用包装袋、容器和警示标志标准[S]. [2008-04-01]. HJ 421-2008 代替环发〔2003〕188 号. https://www. mee. gov. cn/ywgz/fgbz/bz/bzwb/gthw/qtxgbz/200803/t200803 06_119048. htm.

中华人民共和国卫生部. 医疗卫生机构医疗废物管理办法[R/OL]. 卫生部令〔2003〕第 36 号. [2003-11-15]. http://www. gov. cn/gongbao/content/2004/content_62768. htm.

周林丽,陈华丽,何达秋,等. 新冠肺炎疫情初期综合性医院感染管理的快速响应与应急实践[J]. 现代医院,2020,20(8):1183-1186.

Draft Document—Facility management—Vocabulary (ISO 41011:2017); German and English version prEN ISO 41011:2017:DIN EN ISO 41011—DRAFT[S]. 2018.

Draft Document—Facility management—Guidance on Strategic Sourcing and the Development of Agreements (ISO 41012:2017). German and English version prEN ISO 41012:2017.

Facility management—Scope, Key Concepts and Benefits:ISO/TR 41013:2017[S]. 2017.

Facility management—Scope, Key Concepts and Benefits: ISO/TR 41013—2017[S]. 2017.

Ulrich RS. View through a window may influence recovery from surgery [J]. Science, 1984, 224(4647): 420-421.